Monthly Book
Medical Rehabilitation

編集企画にあたって………

　本特集「肩関節障害に対する機能評価からの治療戦略」では，肩関節に関連する様々な障害に対する機能的アプローチと実践的な治療指針の提示を目的としました．肩関節は，可動性が高い一方で安定性に欠けるため，障害が生じやすい部位です．これらの障害は日常生活やスポーツパフォーマンスに大きな影響を与えます．

　今回の特集では，肩関節障害に対する治療戦略を多角的に取り上げ，各分野の専門家に執筆をお願いしました．それぞれの執筆者が，解剖学や運動学の基礎から，姿勢や他の身体部位が肩関節に与える影響，特定の疾患に対する評価と治療戦略，リハビリテーションのプロトコルまで，最新の知見を提供してくださいました．

　蒲田和芳先生は，肩関節の機能改善に必要な解剖学的知識や運動学について，投球運動にフォーカスを当てて分かりやすく解説くださいました．田村将希先生は，姿勢と肩関節障害の関連性を強調し，実践的な姿勢改善方法を提案してくださいました．

　凍結肩に対する最新の評価と治療戦略については，山本宣幸先生が豊富な経験から診断法と授動術を含めた治療方針を紹介してくださいました．投球障害肩に対する評価と治療戦略では，髙橋知之先生がZero外旋/Zeroリリーステストによるアプローチを，森原徹先生が全身即時調整法からのアプローチを述べられました．投球障害の治療はまさに機能評価から始まる，ことを力強く感じることが出来ます．

　また，腱板断裂に対する横矢晋先生のアプローチは機能評価と訓練，そして手術に至る症例につき詳細に解説いただきました．肩関節脱臼に対しては，仲見仁先生にスポーツ選手を中心に機能訓練の有用性と限界を提示していただきました．治療に難渋する多方向性肩関節不安定症では身体的な特徴と具体的な治療におけるアプローチを野口悠，高見悠也両先生に紹介いただきました．貝沼雄太先生には胸郭出口症候群の診断の難しさを紹介しつつも，クリアカットに手術，術後リハに至るまで解説いただきました．苦しむ多くの患者さんがいるにも関わらず，なぜかトピックになりにくい脳卒中後の麻痺肩では関口雄介先生が多様な治療方法を紹介してくださいました．近年増加しているリバース型人工肩関節置換術症例では間中智哉先生が，合併症を最小限に抑えるための具体的な手順も含め，術前後のリハビリテーションプロトコルを解説してくださいました．

　本特集が，肩関節障害の治療に携わるすべての医療従事者にとって有益な情報を提供し，日々の診療に役立つことを願っています．

2024年8月
西中直也

Key Words Index

和文

あ行
亜脱臼　75
運動学的因子　1
エラー動作　1

か行
外傷性肩関節脱臼　33
外転装具　44
肩関節　75
肩関節拘縮　15
肩関節複合体　8
滑走性　1
機能訓練　52
機能評価　58
胸郭　52
胸郭出口症候群　67
鏡視下腱板修復術　44
肩甲骨　8, 52
肩甲骨安定化　33
肩甲骨機能　84
肩甲帯機能　15
腱板断裂　44

さ行
三角筋　84
姿勢　8
診断　33
Zero 外旋テスト　19
Zero リリーステスト　19
ゼロポジション　19
全身即時調整法　27

た行
脱臼予防　33
多方向性肩関節不安定症　52
多方向性不安定症　58
超音波検査　67
投球障害　19, 27
投球動作　1

凍結肩　15
疼痛　75

な行
脳卒中　75

は行
非外傷性肩関節不安定症　52
病態　33
保存療法　27

ら行
理学療法　58
リハビリテーション　44, 67
リバース型人工肩関節置換術　44, 84

欧文

A
abduction brace　44
arthroscopic rotator cuff repair　44
atraumatic shoulder instability　52

C〜E
conservative therapy　27
deltoid　84
diagnosis　33
error motion　1
exercise　52

F・G・I
frozen shoulder　15
functional evaluation　58
gliding phenomenon　1
Immediate Body Conditioning；IBC　27

K・M
kinematic factors　1
multi directional instability　58

multidirectional shoulder instability　52

P
pain　75
pathology　33
physical therapy　58
pitching motion　1
posture　8
prevention of dislocation　33

R
rehabilitation　44, 67
reverse shoulder arthroplasty　44, 84
rotator cuff tear　44

S
scapula　8, 52
scapular function　15, 84
scapular stabilization　33
shoulder complex　8
shoulder contracture　15
shoulder joint　75
stroke　75
subluxation　75

T
thoracic outlet syndrome；TOS　67
thorax　52
throwing disorder　19, 27
traumatic shoulder dislocation　33

U・Z
ultrasonography　67
Zero external rotation test　19
Zero position　19
Zero release test　19

Writers File
ライターズファイル（50音順）

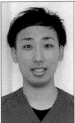

貝沼雄太
（かいぬま ゆうた）

2017年	高崎健康福祉大学卒業 慶友整形外科病院リハビリテーション科入職

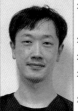

田村将希
（たむら まさき）

2007年	昭和大学保健医療学部理学療法学科卒業 同大学藤が丘リハビリテーション病院入職
2015年	同大学スポーツ運動科学研究所兼担
2021年	同大学スポーツ運動科学研究所専任
2022年	同大学大学院保健医療学研究科博士後期課程修了
2023年	同大学スポーツ運動科学研究所，講師

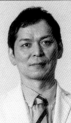

間中智哉
（まなか ともや）

2002年	大阪市立大学卒業 同大学整形外科入局
2010年	同大学大学院修了 阪堺病院
2013年	大阪市立大学整形外科，病院講師 サングレゴワプライベート病院（フランス）留学
2015年	大阪社会医療センター，助教
2016年	大阪市立大学整形外科，病院講師
2023年	大阪公立大学整形外科，講師

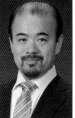

蒲田和芳
（がまだ かずよし）

1991年	東京大学教育学部体育学科卒業
1995年	専門学校社会医学技術学院卒業
1998年	東京大学大学院総合文化研究科生命環境科学系身体運動科学専攻修了（博士） 横浜市スポーツ医科学センター整形診療科，リハビリテーション室長
2003年	コロラド大ヘルスサイエンスセンター医学部整形外科整形外科バイオメカニクス研究室，博士研究員
2005年	フロリダ大学機械航空学科整形外科バイオメカニクス研究室，博士研究員 広島国際大学保健医療学部理学療法学科，助教
2006年	同大学院医療・福祉科学研究科医療工学専攻，准教授
2008年	株式会社GLAB，代表取締役
2010年	同大学総合リハビリテーション学部リハビリテーション学科理学療法学専攻，教授
2015年	同大学院医療・福祉科学研究科医療工学専攻，教授

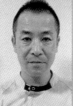

仲見 仁
（なかみ ひとし）

1998年	慶應義塾大学商学部卒業
2007年	大阪物療専門学校理学療法学科卒業
2007年	河内総合病院リハビリテーション科
2016年	大阪警察病院リハビリテーション技術科
2020年	第二大阪警察病院リハビリテーション技術科，課長

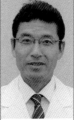

森原 徹
（もりはら とおる）

1993年	京都府立医科大学卒業
1999～2001年	米国カリフォルニア大学サンディエゴ校整形外科留学
2001年	京都府立与謝の海病院整形外科
2005年	京都府立医科大学大学院運動器機能再生外科学
2009年	同，講師
2016年	同大学大学院スポーツ傷害予防医学，准教授
2019年	丸太町リハビリテーションクリニック，院長
2021年	京都府立医科大学運動器再生外科学，臨床教授

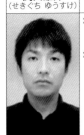

関口雄介
（せきぐち ゆうすけ）

2004年	金沢大学医学部保健学科理学療法学専攻卒業
2005年	藤井脳神経外科病院リハビリテーション科入職
2007年	金沢大学大学院医学系研究科保健学専攻博士前期課程修了
2007年	東北大学病院リハビリテーション部入職
2011年	東北大学大学院医学系研究科障害科学専攻後期課程修了 東北大学大学院医学系研究科，非常勤講師

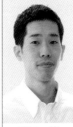

西中直也
（にしなか なおや）

1994年	昭和大学卒業 同大学藤が丘病院整形外科 同大学大学院生化学教室
2005～07年	米国フロリダ大学，Orthopaedic Biomechanics Lab Mechanical & Aerospace Engineering留学
2012年	昭和大学藤が丘病院整形外科，講師
2016年	同大学スポーツ運動科学研究所，准教授
2019年	同大学大学院保健医療学研究科，教授（同大学藤が丘病院整形外科，スポーツ運動科学研究所兼担）

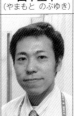

山本宣幸
（やまもと のぶゆき）

1995年	札幌医科大学卒業 同大学整形外科入局
2003～07年	秋田大学病院にて肩の研修，学位取得
2007～09年	米国Mayo Clinicにて肩バイオメカニクスの研究に従事
2009年	東北大学整形外科，助教
2014年	同，講師
2021年	同，准教授
2022年	National Autonomous University of Mexico（メキシコ），客員教授

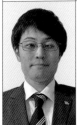

髙橋知之
（たかはし ともゆき）

2016年	昭和大学保健医療学部理学療法学科卒業 同大学藤が丘リハビリテーション病院入職
2022年	同大学大学院保健医療学研究科博士前期課程修了

野口 悠
（のぐち ゆう）

2012年	昭和大学保健医療学部理学療法学科卒業 同大学藤が丘病院入職
2015年	同大学藤が丘リハビリテーション病院
2017年	同大学大学院修士（保健医療学）卒業
2021年	同大学大学院博士（保健医療学）卒業 同大学保健医療学部リハビリテーション学科理学療法学専攻，講師
2023年	同大学病院

横矢 晋
（よこや しん）

1999年	広島大学卒業 同大学整形外科入局
2008年	同大学大学院修了
2008年	米国Shoulder Service Center in the San Antonio Orthopaedic Group, Washington University, Massachusetts General Hospital留学
2010年	広島大学大学院整形外科学，助教
2012年	同大学病院整形外科，診療教授
2020年	同，講師
2022年	広島大学大学院人工関節・生体材料学講座，准教授
2023年	広島市立広島市民病院整形外科，主任部長

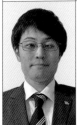

髙見悠也
（たかみ ゆうや）

2008年	鹿屋体育大学体育学部卒業
2011年	臨床福祉専門学校理学療法学科卒業 船橋整形外科病院理学診療部入職
2014年	同，スポーツリハビリテーション部配属
2021年	東京スポーツ＆整形外科クリニックリハビリテーション部入職

Contents

肩関節障害に対する機能評価からの治療戦略

編集／昭和大学教授　西中直也

肩関節障害の機能改善に必要な機能解剖学と運動学　　　蒲田　和芳　　*1*

肘下がりは投球パフォーマンスに深刻な影響を及ぼす可能性がある．本稿では，エラー動作を作る機能解剖学と運動学的要因を抽出し，評価法を交えて記述した．

肩関節以外からの肩関節機能への影響
（姿勢と肩関節障害の関連性）　　　田村　将希　　*8*

肩関節障害を治療するうえで他部位からの影響は，非常に重要である．どの部位からの影響が大きいのかを推察しながら評価することが治療のポイントとなる．

凍結肩に対する機能評価からの治療戦略　　　山本　宣幸　　*15*

凍結肩の治療を行う際は，病期に応じた適切な治療法を選択する．拘縮が長引く場合は運動療法以外のマニピュレーション（受動術）や鏡視下関節包切離術なども考慮する．

投球障害肩

Zero外旋／リリーステストの理論と実践　　　髙橋　知之ほか　　*19*

Zero外旋テスト/Zeroリリーステストに関する我々の過去の研究報告や，実際の評価方法と結果の解釈，手術が考慮される症例についてを述べている．

肩関節機能障害に対する機能評価からの治療戦略　　　森原　徹ほか　　*27*

投球障害選手の保存療法では，全身から患部外に及ぼす影響を除外することで多くの選手は競技復帰が可能である．それでも改善しない場合，患部への直接的アプローチや手術療法を行う．

外傷性（反復性）肩関節脱臼の保存療法・機能訓練と
その限界　　　仲見　仁ほか　　*33*

肩関節脱臼後の保存療法には正確な診断が最重要である．リハビリテーションでは肩甲骨安定化が主眼となり，肩甲骨の追従性と肩甲骨の胸郭上での固定性が最重要課題である．

腱板断裂のリハビリテーション
―保存加療から術後後療法を含めて―　　　横矢　晋　　*44*

腱板断裂に関する基本的事項を解説するとともに，腱板断裂に対する保存療法としてのリハビリテーションと，術後のリハビリテーションについて解説する．

Monthly Book
MEDICAL REHABILITATION No. 304/2024.9 目次

編集主幹/宮野佐年　水間正澄　小林一成

多方向性肩関節不安定症の理学療法
―評価と運動療法，その限界― ……………………………………………… 野口　悠　**52**

　多方向性肩関節不安定症に対して機能評価を行い，不安定性の方向に応じた運動療法を選択し，個別性に合わせたアプローチを検討する必要がある．

多方向性不安定症に対する機能評価からの治療戦略 ……………… 高見　悠也ほか　**58**

　多方向性不安定症の治療方針としては保存療法が中心となり，機能評価をもとに症例に合わせて理学療法を展開していくことが重要である．

胸郭出口症候群に対する機能的アプローチ方法について ……… 貝沼　雄太ほか　**67**

　当院における胸郭出口症候群に対する評価・診断方法や症状に合わせたリハビリテーションを詳細に述べる．

脳卒中後の麻痺側肩関節に対する
機能的アプローチについて …………………………………………… 関口　雄介　**75**

　脳卒中患者の麻痺側肩関節の疼痛や亜脱臼を防止するため，電気刺激療法，肩関節装具の使用，適切なポジショニングを行うことが重要である．

リバース型人工肩関節置換術のリハビリテーション ……………… 間中　智哉ほか　**84**

　リバース型人工肩関節置換術のリハビリテーションでは，三角筋の適切な緊張を確保し，肩甲骨機能を向上させることが重要である．

❖キーワードインデックス　前付2
❖ライターズファイル　前付3
❖既刊一覧　93
❖次号予告　94

読んでいただきたい文献紹介

　本号の特集タイトルである「肩関節障害に対する機能評価からの治療戦略」に関連して読者の皆さんに有益となる以下の5つの文献，サイト，書籍を紹介します．

1) Lowry V, et al：A systematic review of clinical practice guidelines on the diagnosis and management of various shoulder disorders. *Arch Phys Med Rehabil*, 105(2)：411-426, 2024. [Epub 2023 Oct 11]
　　臨床診療ガイドライン(CPG)を系統的にレビューしたものです．この論文では，腱板腱炎，腱板断裂，石灰性腱炎，癒着性関節包炎(凍結肩)，肩関節不安定症，肩関節の変形性関節症など，肩関節の一般的な疾患に対するCPGの質と推奨内容を分析しています．

2) 日本理学療法学会連合ホームページ：肩関節機能障害理学療法ガイドライン．
　　日本理学療法学会連合(JSPT)によって発行されたガイドラインです．肩関節障害を含めた疾患の様々な段階における複合療法の効果を評価するための具体的な臨床質問が提示されています．理学療法と薬物療法の併用，セルフエクササイズの有効性，運動療法と物理療法の効果など，治療戦略を多角的に検討するための指針が示されています．

3) 西中直也：シンプル思考で診る肩，文光堂，2024.
　　私自身が書した書籍です．多くの臨床医が苦手意識を持つ肩関節障害です．本書では，肩甲関節窩と上腕骨頭の関係性を常に良好に保つための4つの安定化機構の仕組みを読み解きながら，診療，リハビリテーションを含めた診断方針を単純明快に理解できるような内容になっています．必ずみなさんのお役に立つと確信しています．

4) 福林　徹ほか監，鈴川仁人ほか編，肩のリハビリテーションの科学的基礎(Sports Physical Therapy Seminar Series)，ナップ社，2009.
　　リハビリテーションを行う際に不可欠の知識である肩のバイオメカニクスについて整理され，よく見られる脱臼・腱板損傷について疫学，各種治療法，後療法を中心にまとめられています．肩関節障害後のスポーツ復帰を判断する指標として筋力と柔軟性を取り上げ，スポーツパフォーマンスを対象とした動作分析の役割を主に投球動作の分析研究から検討されています．

5) 村木孝行監，甲斐義浩編，肩関節理学療法マネジメント　機能障害の原因を探るための臨床思考を紐解く，メジカルビュー社，2019.
　　肩甲上腕関節の動的安定性低下，肩関節の可動域制限，肩関節の不安定性，肩甲骨アライメントや運動の異常，投球動作の不良に分けて，評価法や理学療法を解説．エビデンスをなるべく多く提示し，経験則に陥りがちな臨床思考についてなるべく客観的な記載が心掛けられています．

特集／肩関節障害に対する機能評価からの治療戦略

肩関節障害の機能改善に必要な機能解剖学と運動学

蒲田和芳*

Abstract 本稿では，肩関節障害における機能解剖学的および運動学的要素に焦点を当て，特に投球動作に関連するエラー動作に関連する運動学的要因を解説した．具体的には，肘下がりに関連する肩関節の可動域や肩甲骨の運動に関わる要因，動作学習プロセス，エラー動作の運動学的要因について評価法と合わせて紹介した．また，エラー動作を修正するうえでの動作学習と，投球動作の環境要因が及ぼす影響についても考察した．さらに，股関節可動域制限や胸郭可動性低下など，肘下がりをもたらす運動学的問題に着目し，具体的な動作パターンと投球動作全体への影響を詳細に分析した．まとめとして，投球障害の予防に向けて，動作の乱れを早期に察知し，適切な対応を行うことが重要であり，運動学的問題の解決には筋活動やストレッチの重要性を強調した．

Key words 投球動作(pitching motion)，エラー動作(error motion)，運動学的因子(kinematic factors)，滑走性(gliding phenomenon)

はじめに

　肘下がりに代表されるエラー動作は投球パフォーマンスに重大な影響を及ぼすだけでなく，肩や肘の障害にも深刻な影響を与える可能性がある．肘下がりが好ましくないことは広く認識されているが，プロの投手でさえも肘下がりは珍しくない．キャンプ中などに理想のフォームを追求しても，シーズン中にフォームが乱れることは珍しくなく，一旦発生するとその修正は容易ではない．本稿では，肘下がりを中心にエラー動作の発生に関与する機能解剖学的および運動学的要素について述べる．

投球動作に求められる肩関節の可動域

　投球動作のフェイズ分けについてはFleisigら[1]に従い，ワインドアップ相，ストライド相，アームコッキング相，アームアクセラレーション相，アームディセラレーション相，フォロースルー相に分類する(図1)．各相の肩関節周囲の筋活動についてはDigiovineら[2]によって詳しく分析された．肩関節の生理的運動学については拙文において詳述した[3]．本稿では以上を踏まえて，投球肩障害の原因となりやすい肘下がりの運動学的因子について述べる．

　投球肩障害の発生に関連する投球動作の問題として考慮すべきはアームコッキングにおける肘下がりであり，その背景にはストライドにおける肩外転不足が関与する．ステップ足のフットストライクにおける肩外転は，78〜95°[4]，あるいは93±11°[5]，96±14°[6]などと報告された．すなわち，「肘下がり」を防ぐため，フットストライクまでに約90°の肩関節外転を行うことが求められる．一方，フットストライクにおける肩関節水平外転は17±12°と，前額面よりも後方に肘が位置していた[6]．アームコッキングにおける肩関節最大外旋角

---

* Kazuyoshi GAMADA, 〒739-2504 広島県東広島市黒瀬町宗近柳国889-1　株式会社GLAB, 代表取締役

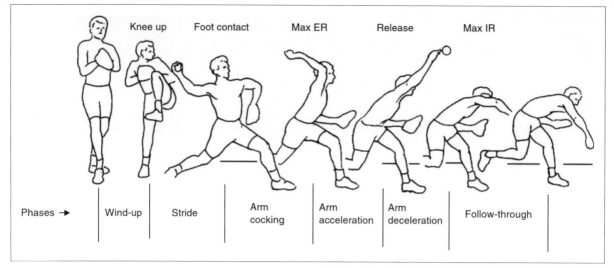

図 1. 投球動作の相分け

(文献 1 より引用)

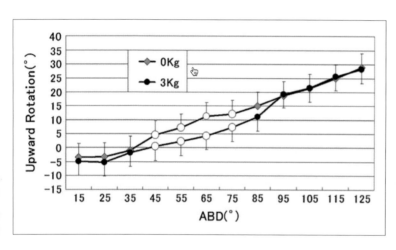

図 2.
0 kg および 3 kg の重水把持における肩甲上腕リズム

(文献 10 より引用)

(maximal external rotation；MER) は 166〜178.2°[4]，182±8°[5]，173±11°[6]などと報告された．注意すべき点として，これらの研究では脊柱に対する上腕の角度が計測されており，脊柱伸展も含んだ数値である．肩関節最大外旋位における肩外転角は 66〜92°[7]，90〜100°[8]などとばらつきが大きい．一方，ボールリリースにおける肩関節の外転は 70〜94°[4]，94±8°[9]などであり，外旋は 109〜143.4°[4]であった．

肩甲骨の上方回旋が制限されると肩外転不足が生じやすいため，正常な肩甲上腕リズム(SHR)は投球肩障害の治療において重要な要素となる．Kon ら[10]は，3D-to-2D registration 法を用いて 3 kg の重りの有無で外転運動を計測した．その結果，外転 15〜25°では肩甲骨の上方回旋が起こらないセッティング相の特徴を呈し，その後外転 35〜125°において SHR は概ね 2：1 であった．なお，重りの有無の影響について，外転 45〜75°では 0 kg よりも 3 kg において SHR が低値であった(**図 2**)．

胸郭・脊柱のアライメントは肩甲胸郭運動に強く影響を及ぼす．Sugi ら[11]は，立位と背臥位において外転動作中の肩甲上腕リズムを分析した．その結果，肩甲骨上方回旋は外転 20〜90°において背臥位の方が高値であった(**図 3**)．一方，立位における上方回旋は，外転 10〜160°の全可動域において直線的に増大した．少なくとも 90°までは背

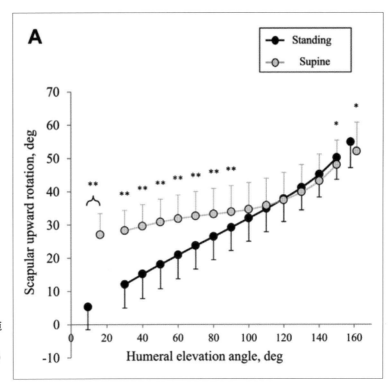

図 3.
背臥位および立位における肩甲上腕リズムの相違

(文献 11 より引用)

臥位において上方回旋が高値であったことから,背臥位における胸椎後弯減少が影響した可能性がある.以上より,脊椎・胸郭・肩甲骨・上腕骨を機能的な複合体と捉えて,肩関節のキネマティクスについて理解する必要がある.

動作学習とエラー動作に関わる運動学的因子

1. 動作学習

投球動作の習得または修正には,① 動作のイメージ化と言語化,② フェイズごとの修正ポイント抽出と動作の反復,③ フェイズごとの動作に必要な筋機能の向上と可動域の拡大,④ 全体のタイミングやリズムの構築,⑤ 新しい動作での変化球やクイックスローの習得,といったプロセスが含まれる.エラー動作を修正するうえでは本人が理想とするフォームを理解したうえで,投球パフォーマンスの向上を目指しつつ,動作修正を進める必要がある.これらを選手単独で進めるのは難しく,コーチやセラピストの関与が必要である.

セラピスト(トレーナー)には,理想の動作を妨げている運動学的要因を見極めて,その解決が求められる.運動学的要因とは,特定の関節肢位において過度に緊張する組織がある場合などが挙げられる.例えば,腋窩において腕神経叢が緊張すると,外転が制限され,肘下がりが起こりやすくなる.このような動作学習を妨げる運動学的要因が存在すると,理想の動作を明確にイメージして,ゆっくりした動作であれば理想の動作を再現できるが,全力に近い投球においてはエラー動作が生じてしまう.すなわち,動作学習を妨げる要因と後述するエラー動作を引き起こす原因とは共通点が多い.

2. エラー動作

投球動作はキャンプ期間や日々の練習で形成されるが,シーズン中に些細なきっかけで崩れることがある.シーズン中の筋疲労,痛み,練習環境の変化,マウンドの傾斜,気候,チームや個人の心理状態など,種々の要因が関与する.これらは相互に関連し,動作の変化を引き起こし,投球障害を引き起こす可能性がある.これらの要因が複

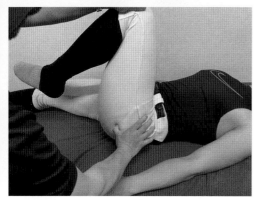

図 4. 股関節屈曲 90°における内転制限
中殿筋後縁,小殿筋後縁が強く緊張することから,これらが制限因子となっていることがわかる.

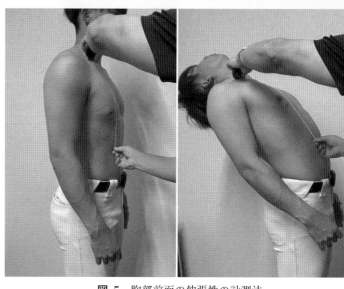

図 5. 胸郭前面の伸張性の計測法
鎖骨から第 10 肋骨内側縁までの距離を立位と後屈位で測定する.

雑に絡み合ってフォームに変化をもたらす.その変化の背景には,様々な環境に適応しにくい運動学的要因が関与している場合が多いと考えられる.

局所の筋疲労は投球動作に顕著な影響を及ぼす.特に,肩や肘の筋力低下や柔軟性の低下は,投球動作の精度を損なう.筋の反応速度の遅れも正確な投球に影響する.筋疲労は投球動作を繰り返すことで増大し,投球障害を引き起こすことがある.筋および滑液包との癒着が生じると,筋間の滑走性が低下して軽い疲労でも可動域を制限する場合がある.

筋疲労に関連して,投球後に上腕二頭筋や上腕三頭筋の"張り"が生じることがある.末梢神経はしばしば周辺組織と癒着し,滑走性が制限される状態を引き起こす.尺骨神経,橈骨神経,正中神経などが緊張すると,腋窩部の柔軟性を低下させる.これにより,投球動作に必要な上肢の可動域が失われ,肘下がりなどの問題を引き起こす.これは投球中の肩外転不足を招き,肘下がりを引き起こす.

肘下がりをもたらす運動学的要因

肘下がりを引き起こす運動学的問題に着目し,具体的な動作パターンと投球動作全体への影響を分析する.肩関節の外転制限や肘関節の伸展制限など,肘下がりの運動学的要因を探求する.以下,右利き上手投げ投手に関して,投球パフォーマンスに及ぼす運動学的異常について述べる.

1)股関節可動域制限

疲労などにより股関節の可動域が制限される可能性がある.内転筋の柔軟性低下はストライド幅の減少を招く.これには閉鎖神経の癒着も関与する.一方,右股関節屈筋の柔軟性低下や左股関節の屈曲・内転不足(図4)は,骨盤左回旋を制限する.股関節外側で大腿筋膜,中殿筋,小殿筋,梨状筋,外閉鎖筋などの癒着が生じると股関節屈曲位での内転を制限し,投球における骨盤の回旋に影響を及ぼす.

2)胸郭可動性低下

投手の胸郭の可動性が制限されると,上半身の回旋や肩甲骨の動きが妨げられ,結果的に肘下がりを誘発する可能性がある.胸郭前面の可動性低下は,アームコッキングにおける脊椎伸展可動域の制限をもたらす.胸郭前面の可動性は,立位および後屈位における鎖骨から第 10 肋骨内側縁の距離によって評価する(図5).その原因としては,上腹部の筋間の癒着,外腹斜筋と肋間筋の癒着,長胸神経と前鋸筋の癒着などの関与が疑われる.

3)肩甲骨マルアライメント

肩甲骨のマルアライメントと円背は,肩甲骨の

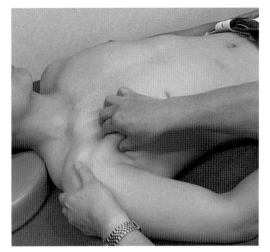

図 6.
烏口突起の前下方偏位(肩甲骨前傾)と小胸筋深層の癒着の有無の関係の評価
右手で小胸筋深層の癒着を感じつつ,左手で肩甲骨を後傾させようとした際に,小胸筋深層の緊張が制限因子となっているか否かを評価する.

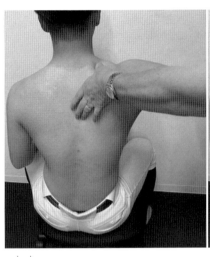
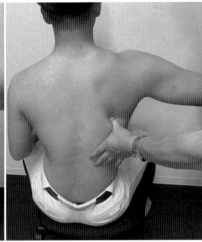
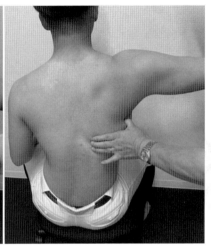

a | b | c　　　　　図 7. 肩甲骨上方回旋の制限因子
a:肩甲骨上角に触れつつ他動的に肩を外転する場合に,上角が下方に移動しない場合を異常と判断する.
b:肩甲骨下角付近で広背筋上縁深層の癒着を評価する.癒着があると,広背筋が上方回旋を阻害する.
c:肩甲骨外側で大円筋と広背筋の間の癒着を評価する.癒着があると広背筋が肩甲骨外側縁に押され,胸郭から浮き上がる.

上方回旋を制限する.特に烏口突起が前下方に引かれる前傾と水平面での内旋が組み合わさると,広義の肩関節の運動に制限をもたらす(**図 6**).ストライドでの水平伸展が制限され,外転が妨げられると肘下がりを招く.最も影響力の強い原因としては小胸筋深層での前鋸筋や腕神経叢・鎖骨下静脈との癒着が挙げられる.

4) 肩甲骨上方回旋不足

肩甲骨の上方回旋不足は,ストライドにおける肩の外転を制限し,肘下がりを招く.肩甲骨の上方回旋の制限因子としては肩甲骨の3つの"角"に存在する.上角周囲の僧帽筋,肩甲挙筋,滑液包,副神経などの癒着により上角の下方への可動性の制限が起こっている場合がある(**図 7-a**).その結果,肩甲骨の上方回旋に伴う挙上が増大する.次に下角周囲では,広背筋と肩甲骨下角(大殿筋,小円筋)や前鋸筋の癒着(**図 7-b**),そして前鋸筋下縁深層で胸郭・肋間筋との癒着,下角の外側では大円筋と広背筋の癒着があると肩甲骨上方回旋を外側でブロックする場合がある(**図 7-c**).外

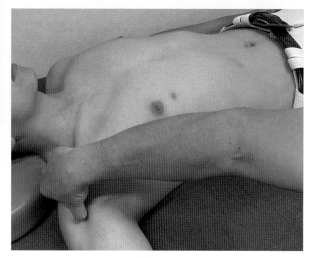

図 8.
外転 90°での外旋において大胸筋下縁が上腕二頭筋短頭や上腕動脈に対して内側(近位)に滑るか否かを評価する．骨頭中心を越えて近位に移動できる場合は最大外旋位でも大胸筋は緊張しない．

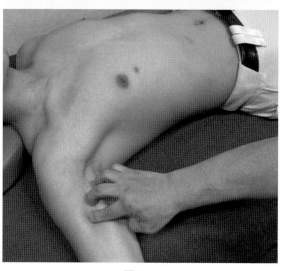

図 9.
外転位での外旋，外転位での肘伸展などにおける正中神経の緊張の変化を触知する．制限因子となっている場合，投球動作中にもこの神経が筋の伸張性を阻害することを示唆する．

側では烏口突起の後方への可動性の制限があると肩甲骨外旋を制限し，上方回旋を制限する．小胸筋深層の癒着のほか，肩甲上神経と切痕上靱帯との癒着や肩甲舌骨筋と鎖骨背面などとの癒着によって肩甲骨外旋が制限される．以上の3つの要因は複合的に肩甲骨上方回旋を制限する．

5) 大胸筋過緊張による外旋制限

投球動作中に大胸筋が過度に緊張すると，ストライドにおける外転およびアームコッキングにおける外旋が制限され，肘下がりを招く．大胸筋が上腕二頭筋短頭や長頭上，あるいは腕神経叢上で癒着すると，肩外転に伴う上方への大胸筋の滑走性が制限される(図8)．大胸筋が上方に滑走してアームコッキングにおいて大胸筋下縁が骨頭中心の内側に移動すると外転・外旋モーメントアームを持つことになるが，骨頭中心を越えないと内転・内旋モーメントアームを持ち続けることになる．

6) 三角筋深層の癒着

三角筋深層の癒着は筋内腱の過緊張をもたらし，上腕骨頭の上方に引き上げる．腱板筋とのフォースカップルにおいて相対的に三角筋が優位となり，正常な肩甲上腕関節の外転を制限する．三角筋深層では三角筋下滑液包や腋窩神経との癒着が起こり得る．三角筋深層の癒着があると，三角筋内に肩峰から遠位に向かって硬くなった筋内腱に触れることができ，多くの場合圧痛がある．

7) 上肢の神経や血管の緊張

上肢の主な神経として尺骨神経，正中神経，橈骨神経，腋窩神経，の過緊張は，肩関節の運動に必要な筋肉群の機能に影響を及ぼす．また上腕動脈や皮静脈などの緊張も同様に肩の可動域を制限する．神経や血管は可動域の制限因子として認識されていない場合も多いが，いずれも長軸方向への伸張性に乏しく，筋外膜との癒着により筋の著明な"張り"を引き起こす．肘の後方を通る尺骨神経が癒着すると，肘屈曲位でのストライドにおいて外転制限をもたらす．他方，肘前方を通る橈骨神経や正中神経が癒着すると，肘伸展位でのストライドにおいて外転制限をもたらす(図9)．

8) 早期肘伸展

投手が悩むエラー動作の1つとして，早期の肘伸展がある．これはアームコッキング相において肘が伸展してしまう現象であり，肩および肘に対して過度のモーメントを生じやすくなる．本来肘伸展の角加速度のピークは最大外旋後に起こ

る[12]．これに対して，早期肘伸展では最大外旋前に肘が伸展してしまい肘伸展角加速度のピークは最大外旋前になってしまう．このエラー動作は肩肘障害を有する野球選手に多く，肘屈曲位で他動的に肩を外旋させると最大外旋位で肘が伸展してくることによって評価される．その原因としては，上腕三頭筋内側頭と尺骨神経などとの癒着により，肩外旋位で尺骨神経が緊張したときに上腕三頭筋にも緊張が生じるためと推測される．

結　論

肩や肘の投球障害を予防するためには，動作の乱れを見逃さず，早期に適切な対応を行うことが重要である．投球動作の変化を見逃すことなく，理想的なフォームを崩す運動学的問題を解決することが望まれる．運動学的問題には，筋だけでなく滑液包，神経，血管などとの癒着も関与するため，成長期から継続的な癒着を防ぐための可動域の限界付近での筋活動やストレッチが重要となる．一旦癒着が生じると，ストレッチやマッサージなどでは解決しにくくなるため，癒着を同定し，リリースする技術が求められる．

文　献

1) Fleisig GS, et al：Kinetics of baseball pitching with implications about injury mechanisms. *Am J Sports Med*, 23(2)：233-239, 1995.
   Summary　投手の肘と肩の運動学を高速モーション解析で解析した．最大外旋直前およびボールリリース直後の肘関節へのトルクに着目して分析が行われた．
2) Digiovine NM, et al：An electromyographic analysis of the upper extremity in pitching. *J Shoulder Elbow Surg*, 1(1)：15-25, 1992.
3) 蒲田和芳：投球動作における肩関節の生理的運動学．臨スポーツ医，39(4)：344-350, 2022.
4) Fehr S, et al：Elbow biomechanics of pitching：does age or experience make a difference? *Sports Health*, 8(5)：444-450, 2016.
5) Solomito MJ, et al：A biomechanical analysis of the association between forearm mechanics and the elbow varus moment in collegiate baseball pitchers. *Am J Sports Med*, 46(1)：52-57, 2018.
6) Stodden DF, et al：Relationship of biomechanical factors to baseball pitching velocity：within pitcher variation. *J Appl Biomech*, 21(1)：44-56, 2005.
7) Fleisig GS, et al：Biomechanics of overhand throwing with implications for injuries. *Sports Med*, 21(6)：421-437, 1996.
8) Burkhart SS, et al：Shoulder injuries in overhead athletes. The "dead arm" revisited. *Clin Sports Med*, 19(1)：125-158, 2000.
9) Solomito MJ, et al：Sagittal Plane Trunk Tilt Is Associated With Upper Extremity Joint Moments and Ball Velocity in Collegiate Baseball Pitchers. *Orthop J Sports Med*, 6(10)：2325967118800240, 2018.
10) Kon Y, et al：The influence of handheld weight on the scapulohumeral rhythm. *J Shoulder Elbow Surg*, 17(6)：943-946, 2008.
    Summary　健常肩の肩甲上腕リズム(SHR)を精密な手法で解析した．負荷なしと3kgの負荷ありでは，SHRに相違が生じることが明らかになった．
11) Sugi A, et al：Comparing in vivo three-dimensional shoulder elevation kinematics between standing and supine postures. *JSES Int*, 5(6)：1001-1007, 2021.
12) Kaizu Y, et al：Correlation of upper limb joint load withsimultaneous throwing mechanics including acceleration parameters in amateur baseball pitchers. *J Phys Ther Sci*, 30(2)：223-230, 2018.

特集／肩関節障害に対する機能評価からの治療戦略

肩関節以外からの肩関節機能への影響（姿勢と肩関節障害の関連性）

田村将希*

Abstract 肩関節は肩甲上腕関節だけではなく，様々な関節が協調し運動している（肩関節複合体）．肩関節複合体は他部位での機能低下が生じても肩甲上腕関節で代償し，目的とした動作を遂行可能となる場合が多い．そのため，他部位での機能低下は肩甲上腕関節へのメカニカルストレスを増大させ，疼痛が出現する結果となりやすい．特に，肩甲骨機能の低下は肩甲上腕関節に対して様々な悪影響を及ぼす．

臨床的に，肩甲骨機能低下は単独で生じることはほとんどなく，他部位の機能低下とともに生じていることが圧倒的に多い．肩関節障害を治療するうえで，姿勢や他部位の影響は無視することのできない非常に重要な要因である．他部位からの影響は肩甲骨を経由し間接的に肩甲上腕関節へ影響している．このため，他部位での機能低下が肩甲骨へどのような影響が与えているのかを考えながら評価・治療を行うことが非常に重要なポイントとなる．

Key words 肩関節複合体（shoulder complex），肩甲骨（scapula），姿勢（posture）

はじめに

狭義の肩関節とされる肩甲上腕関節は上腕骨頭と肩甲骨関節窩から構成される．また，肩甲骨は肩鎖関節で鎖骨と連結し，胸鎖関節を介し胸郭とも接続をする．肩関節の運動は肩甲上腕関節のみで行われているわけではなく，肩甲上腕関節を主体としながら胸鎖関節，肩鎖関節，肩甲胸郭関節などの複数の関節が協調しながら運動を行っている．そして，これらの総合的な運動は肩関節複合体として捉えられている[1)2)]．

特に，肩甲骨は胸郭上を滑走するという特徴を持つことから，胸郭の形状や姿勢によって肩甲骨機能には大きな影響がある．そして，肩甲骨は肩関節複合体の土台として機能するため，肩甲骨機能障害は肩関節障害に直結する結果となりやすい．さらに，肩甲骨機能を十分に発揮できるかどうかは，胸郭を中心とした体幹機能に依存する．加えて，体幹機能は下肢の影響を受け，姿勢の良し悪しに関連する．肩関節障害の疼痛は肩甲上腕関節に出現するが，疼痛の原因となる機能障害は肩甲骨を中心とした他部位に存在することも臨床的にはかなり多い割合で存在する．そして，それらの機能障害はつながりを持って存在する．本稿では肩関節機能障害を治療するうえで必要になる，他部位からの影響について述べる．

他部位からの影響

1．肩甲帯からの影響

解剖学的に肩甲骨は関節窩と上腕骨頭と直接的に連結し，肩甲上腕関節を形成し，鎖骨遠位端と肩鎖関節を形成する．そのほかに，機能的な関節として胸郭との間に肩甲胸郭関節を形成する．このため，肩鎖関節や肩甲胸郭関節の機能障害は肩

---

* Masaki TAMURA, 〒227-8518 神奈川県横浜市青葉区藤が丘2-1-1 昭和大学スポーツ運動科学研究所，講師

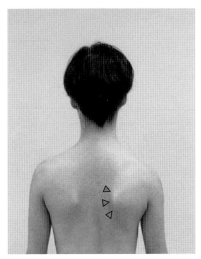

図 1．肩甲骨不安定性
肩甲骨下角の浮き上がり現象がみられる．

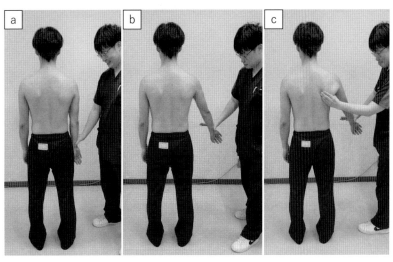

図 2．徒手外転抵抗テスト
下垂位で疼痛が出現する場合は腱板炎や断裂，関節内の炎症を疑う(a)．肩甲骨面上 45°外転位かつ内外旋中間位を開始肢位とし肩甲骨面上外転運動に対する抵抗を加える．その際に，肩甲骨の winging や下方回旋などの逸脱運動が出現するかどうかを観察する(b)．肩甲骨の逸脱運動が観察される場合は，徒手的に肩甲骨を固定し再度同様の検査を実施する(c)．

甲上腕関節への力学的負荷を増加させやすい．特に，肩甲骨に起始部をもつ腱板筋群は，肩甲骨の機能障害が生じると腱板筋群の出力を十分に発揮することができなくなる(図1)．そのため，上腕骨頭が関節窩に対し求心位を外れ，肩峰下インピンジメントなどのインピンジメント症候群が生じる．肩甲上腕関節の関節包は，肩甲骨面上 45°外転位かつ内外旋中間位において loose position になるという特徴がある[3)4)]．このため，この肢位で肩甲上腕関節機能と肩甲骨機能の評価を行うことは関節包の影響を最小限にした状態で評価することが可能であり，様々な情報を得ることができる．腱板機能評価と肩甲骨安定性評価の評価として，徒手外転抵抗テストを行っている．徒手外転抵抗テストは，下垂位と肩甲骨面上 45°外転位かつ内外旋中間位を開始肢位とする．この肢位で徒手抵抗をかけて，疼痛の有無，脱力現象の有無などの反応を評価する[5)](図2)．肩甲骨面上 45°外転位で肩甲骨の winging や下方回旋などの逸脱運動が観察される場合は，肩甲骨の徒手的な介助を行

い再度同様のテストを実施する．肩甲骨の介助を実施することで，疼痛の消失や軽減，外転筋力の向上を認める場合は，肩甲骨機能に問題があると考えて良い．

肩甲骨の機能を最大限に引き出すために，肩甲骨が生理的な位置関係を保持させることは，肩関節障害を治療するうえで非常に重要である．肩甲骨はおおよそ第 1 肋骨〜第 8 肋骨の間に位置する[2)6)]．しかし，肩甲骨の位置はどのような姿勢保持をしているかによって，すぐに変化してしまう．そのため，肩関節障害の治療を行うためには肩甲上腕関節のみではなく，全身の姿勢やアライメントを評価する必要がある[7)](図3)．他部位からの影響は，肩甲骨機能に影響することが多く，肩甲骨機能低下を惹起し肩甲上腕関節に疼痛を誘発する要因となる．

2．体幹からの影響

1）胸郭からの影響

肩甲骨は胸郭上を滑走するため，胸郭の形状は肩甲骨可動性に大きな影響がある．上位肋骨の可

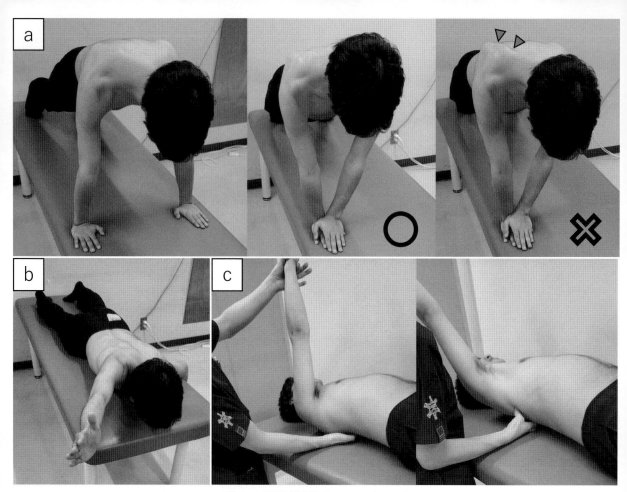

図 3. 肩甲骨機能障害へのアプローチ
a：前鋸筋に対するエクササイズ. 片腕支持になった際に, 肩甲骨の浮き上がりが生じないように意識させる.
b：僧帽筋下部エクササイズ
c：徒手的な肩甲骨可動性改善方法. 肩甲骨下角レベルの胸椎, 肋椎関節の可動性改善させる. 挙上角度を変えて実施する.

動性や, 上位肋間の拡張性は胸骨肢位を変化させる. このため, 上位肋骨(肋椎関節)や上位肋間(胸肋関節)の機能低下は姿勢を介して肩甲骨機能低下を招く. 胸椎後弯が強く, 胸椎伸展制限を有している人は, 上位胸郭運動量(胸郭挙上量)が少ないことが多い[8]（図4）. その結果として, 肩甲上腕関節へ悪影響を与える. このような姿勢を呈している場合, 肩甲上腕関節へのアプローチよりも, 胸郭拡張能の改善を目的としたアプローチを実施した方が良い結果となりやすい（図5）.

2）体幹下部からの影響

腰部は胸郭の下位セグメントとして位置している. 体幹下部の安定性は姿勢の良し悪しに直接影響する. 骨盤の前傾位を保持できず, 後傾位となっていると体幹の抗重力伸展活動が阻害される. その結果, 腰椎の前弯が減少し胸椎の後弯を増強させやすくなる. 胸椎の伸展可動性は肩甲帯機能に大きな影響を与える. 胸椎肢位に影響する骨盤肢位も, 肩関節治療を行ううえで重要なポイントとなる[9]. 骨盤後傾位のままでは, 挙上動作の中で胸椎の伸展運動を十分に行うことができない[10]. この状態では, 肩甲上腕関節は全可動域を動いたとしても, 肩甲骨の上方回旋・後傾が阻害されるので最大挙上は不可能である[11]（図6）.

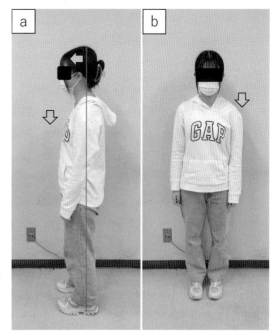

図 4.
不良姿勢
　a：矢状面での姿勢．肩の位置に対し頭部が前方に位置している．胸骨の位置も低位となっている．
　b：前額面での姿勢．左肩，左鎖骨が低位となっている．

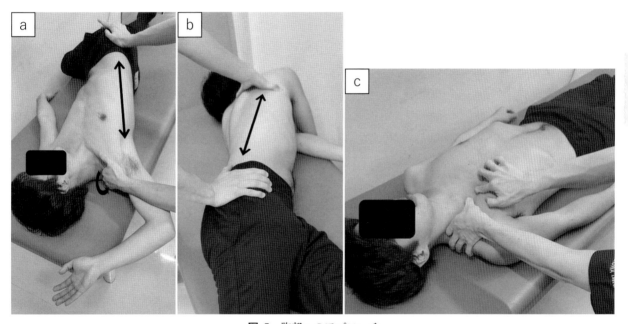

図 5．胸郭へのアプローチ
　a：肩甲骨後傾を誘導した，胸郭ストレッチ．肩甲骨後傾を徒手的に誘導しながら実施．
　b：肩甲骨上方回旋を誘導した，胸郭ストレッチ．肩甲骨上方回旋を誘導しながら実施．
　c：肋間モビライゼーション．徒手的に肋間を緩め，上位胸郭運動を引き出す．

　体幹下部の安定性低下は，体幹に付着を持つ肩甲骨周囲筋群の機能低下を招きやすい．例えば，徒手筋力テストで僧帽筋下部線維のテストを実施した際に，テスト側の僧帽筋下部線維の脱力現象と反対側の下肢挙上が生じることがよくある．こ のような場合，骨盤帯を徒手的に固定して再度検査を実施すると，僧帽筋下部線維の脱力現象が消失する．この結果は，実際に僧帽筋下部線維の筋力低下が生じているわけではなく，体幹下部の安定性低下が影響し僧帽筋下部の筋出力を低下させ

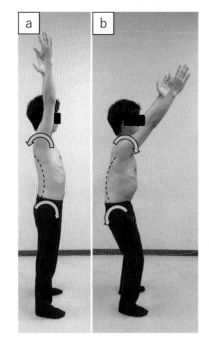

図 6.
骨盤肢位の違いによる挙上角度の変化
　a：骨盤前傾位での挙上
　b：骨盤後傾位での挙上．体幹の伸展が阻害
　され，肩甲骨後傾・上方回旋が生じない．
　その結果，最大挙上が行いにくくなる．

ていると考えることができる（図7-a）．つまり，体幹機能を改善することで僧帽筋下部や前鋸筋などの筋機能改善を図ることができるということである．腰部・体幹機能改善のためにアプローチの一例を図7に示す．

3．下肢からの影響

下肢の肢位は骨盤を経由し，腰椎，胸椎（胸郭），肩甲帯へと影響を与える．肩関節機能障害の治療を行ううえで，下肢からの影響は部位が遠いこともあり見逃されやすい部位である．しかし，下肢の支持性によって姿勢が変化し，結果的に肩甲帯の肢位が決定されていることを踏まえると，無視することのできない関係がある．特に，股関節を中心とした下肢の機能低下は，骨盤肢位に直接関与する．下肢の肢位は骨盤を経由し，腰椎，胸椎（胸郭），肩甲帯へと影響を与える．

下肢の支持性をスクリーニングするためには，片脚立位姿勢を観察することが簡便で有用である．両脚支持で立位保持をしている時は肩甲骨アライメントの左右差が少ない場合でも，片脚立位になると顕著に肩甲帯の左右差が生じることがある（図8）．この際，支持脚となっている下肢の股関節や膝関節の伸展位保持不足，足部内側縦アー

チの低下などの様々な逸脱運動が生じる．両側の評価を行ったうえで，不安定要素が大きい部分に対しアプローチを行っていく．

4．その他の因子からの影響

1）頚部からの影響

代表的な不良姿勢には前方頭位やストレートネックなどが挙げられる．頭部が前方へ変位した場合，相対的に鎖骨と肩甲骨はretraction位となる（図4）．このような状態では，胸鎖関節の可動性は低下しやすく，肩甲骨機能低下を生じやすい[2]．

2）心理面からの影響

姿勢は疼痛や感情面からも影響を受ける．怒りや抑うつ状態などによっても，姿勢は変化する[12]．その結果として，肩甲骨機能が低下している場合があり，精神面にも配慮する必要がある．

さいごに

肩関節障害は肩甲上腕関節以外の要因が原因となって生じていることが多々ある．他部位からの要因は肩甲帯に影響していることが多く，肩甲上腕関節には間接的に関与している．そのため，どの要因が悪影響を与えているのかを1つ1つ関連

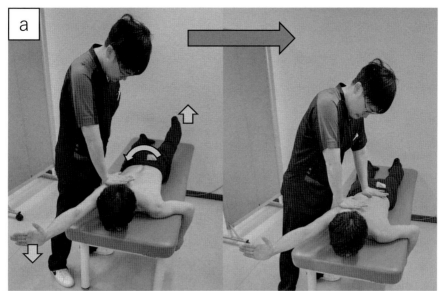
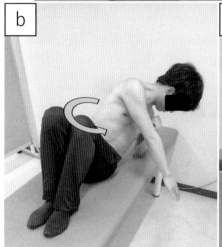
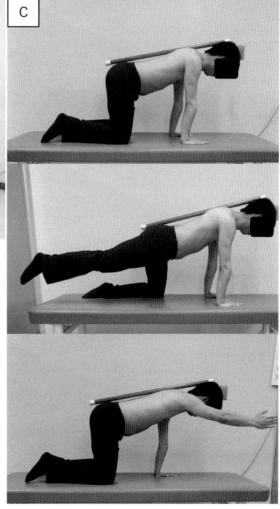

図 7.
腰部，体幹への評価とアプローチ
　a：僧帽筋下部線維の筋力評価の際に下肢挙上や骨盤の動揺が出現し，肩甲骨の肢位保持ができない場合は骨盤を徒手的に固定し再度検査を実施する．再検査で肩甲骨肢位保持が可能になったら，体幹部の影響により僧帽筋下部の出力が低下していたと考えられる．
　b：腹斜筋
　c：脊柱アライメントを意識した運動

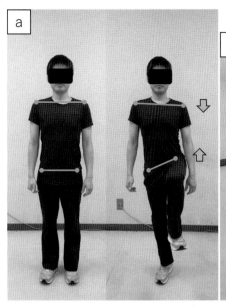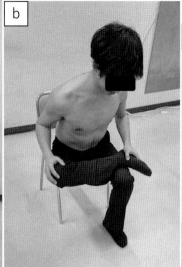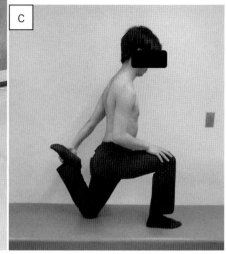

図 8. 下肢への評価とアプローチ
a：片脚立位評価．両脚支持ではアライメント異常が生じていなくても，片脚立位となると肩甲帯のアライメント左右差が生じることがある．
b：大殿筋ストレッチ
c：大腿直筋ストレッチ

付けて考えていくことが大事である．

文　献

1) Inman VT, et al：Observations on the function of the shoulder joint. *J Bone Joint Surg Am*, **26**：1-30, 1944.
2) 信原克哉：肩その機能と臨床―第4版―. 16-33, 医学書院，2012.
3) Warner JJ, et al：Static capusuloligamentous restrains to superior-inferior translation of the glenohumeral joint. *Am J Sports Med*, **20**：675-685, 1992.
4) 三原研一：肩関節機能評価に関する研究―Scapula-45 撮影の基礎的・臨床的検討―. 日関外誌，**14**：131-140，1995.
5) 千葉慎一：肩関節障害の評価と理学療法．千葉慎一編，運動のつながりから導く肩の理学療法，2-57，文光堂，2017.
   Summary　全身の運動連鎖や機能連鎖から肩関節障害に対する理学療法を解説した書籍．
6) Kapandji IA：カパンディ関節の生理学Ⅰ―第1版―，40-41，医歯薬出版，1986.
7) 甲斐義浩ほか：腱板断裂肩における肩甲骨の運動異常と姿勢不良との関係．肩関節，**45**：93-97，2021.
8) 野口　悠ほか：肩関節多方向不安定症例の胸郭を含めた X 線画像上の運動学的特徴．肩関節，**46**：49-53，2022.
   Summary　胸郭を中心に肩関節運動に関わる様々なパラメーターの関係を検討した文献．
9) 野村勇輝ほか：体幹姿勢が肩甲骨位置と肩峰―上腕骨頭間距離に与える影響．日臨スポーツ医会誌，**27**：300-307，2019.
10) 千葉慎一ほか：上肢挙上運動への胸椎，腰椎および骨盤運動の関与．昭和学士会誌，**79**：58-67.
11) 原田美由紀ほか：胸椎後弯姿勢が上肢挙上角度の違いによる肩甲骨位置に与える影響．保健医療学雑誌，**11**：17-23，2019.
12) Rosário JL, et al：Angry posture. *J Bodyw Mov Ther*, **20**：457-460, 2016.

特集／肩関節障害に対する機能評価からの治療戦略

凍結肩に対する機能評価からの治療戦略

山本宣幸*

Abstract 凍結肩の治療を考えるうえで重要なポイントがいくつかある．患者が今，どの病期にいるのか，何が主訴なのか，機能障害は何か？　などである．病期に合わせた治療を選択する．炎症期では疼痛のコントロールがメインとなり，投薬や関節内注射を行う．拘縮期と回復期では運動療法が主な治療となる．凍結肩で生じる拘縮は主に肩甲上腕関節であり，肩甲胸郭関節の動きが悪くなるのは重度の難治性拘縮のみである．通常，可動域制限は肩関節可動域の全方向でみられる．運動療法を少なくとも6か月以上行っても可動域の改善傾向がみられない場合はブロック下のマニュピュレーション（受動術）や鏡視下関節包切離術が適応となる．

Key words 凍結肩（frozen shoulder），肩関節拘縮（shoulder contracture），肩甲帯機能（scapular function）

はじめに

凍結肩は日常診療でよく遭遇する疾患であり，当院肩外来の過去5年間の新規患者病名リストを見てみると，全肩関節疾患の中で2番目に多い．いわゆる四十肩とか五十肩と言われるが，当院のデータでは年齢は50代と60代に多い．病期は炎症期，凍結期，回復期に分類される．つまり，痛い時期，拘縮の時期，可動域が改善する時期に分けられる．凍結肩の治療はこの病期によって異なる．初診時に凍結肩の患者を診た際には，この凍結肩患者の主訴が何か，どの病期にいるのかを判断し，治療を決めるようにする．一般的に凍結肩は自然治癒すると言われているが，病院を受診する患者の多くは，経過が長く，痛みや可動域制限が続いて，日常生活でも支障をきたしていることが多く，炎症期と拘縮期がほとんどである．

病名と定義について

「凍結肩」，「いわゆる五十肩」，「肩関節周囲炎」などと呼ばれてきたが，そもそも病態がわからないためにこれまで正確な病名をつけることができず，様々な病名で呼ばれてきた．しかし，最近になって，ISAKOS（International Society of Arthroscopy, Knee Surgery and Orthopaedic Sports Medicine）の上肢委員会が"Frozen shoulder"と定義することを提唱した[1]．これを踏まえて日本肩関節学会は会員にアンケート調査と意見聴取を行い，日本肩関節学会学術委員会では，診断名としての凍結肩の妥当性およびISAKOS分類の妥当性を審議し，最終的に「凍結肩」という疾患名と拘縮肩のISAKOS分類を学会として正式に採用することを決めた．ここで言う「凍結肩」の病態は，あくまでも一次性の特発性の拘縮である．

---

* Nobuyuki YAMAMOTO，〒 980-8574　東北大学大学院医学系研究科外科病態学講座整形外科学分野，准教授

拘縮肩は一次性と二次性に分けられ，はっきりした原因のない特発性，一次性の拘縮を「凍結肩」と定義している．本稿でも凍結肩とはこの一次性の拘縮を示している．

炎症期の治療

肩関節の可動域制限は少ないか，あっても軽度で，肩痛が主な症状の時期である．炎症期は3～9か月続く．炎症による肩痛の治療として投薬，外用薬の処方や肩関節注射を行う．痛みが強い患者に拘縮予防が必要と言って無理に肩を動かすと，かえって痛みが悪化することがあるのでこの時期に運動療法は通常行わない．せいぜい痛みの範囲内でセルフエクササイズを指導する程度に留める．疼痛の程度が軽ければ消炎鎮痛剤の投与を行い，運動時痛が強い場合は，弱オピオイド鎮痛薬と呼ばれる通常の消炎鎮痛剤よりも鎮痛効果の強い内服薬を投与する．鎮痛効果は強いが吐き気やめまいなどの副作用の発現が一定頻度で生じている．投薬で痛みの改善がみられない場合は関節注射を行う．筆者は，まず肩甲上腕関節にヒアルロン酸注射を行っている．時に肩甲上腕関節ではなく肩峰下滑液包注射を行った方が効く場合もある．症状が悪化すると，安静時痛や夜間痛がみられることがある．このような場合は，肩甲上腕関節にステロイドを注射する．症状を見て1～3回行うと症状の改善がみられることが多い．一度，症状が改善しても，数か月後に再度症状が出現することもあるので，症状が改善しても1～2か月後に必ず状態の確認を行う．このようにこの病期では疼痛のコントロールがメインとなる．

拘縮期の治療

痛みは炎症期よりは落ち着き，それほど強くなくなっている．しかし，肩関節拘縮が悪化し，拘縮による痛み（最終可動域の痛み）がみられる．4～12か月続く．後述するように多くの場合，拘縮が起こるのは肩甲上腕関節であり，肩甲胸郭関節の動きが悪くなるのは重度の難治性拘縮のみである．多くの場合，可動域制限はすべての方向，つまり，挙上，外転，内旋，外旋，水平伸展などで生じる．しかし，時に挙上だけが特に悪化したり，内旋だけの拘縮がひどくなる場合もある．軽度の拘縮であれば，簡単な運動療法を説明し，自宅でセルフエクササイズを行ってもらうだけで改善することも多い．中等度から重度の拘縮の場合は運動療法が必要である．肩甲上腕関節で拘縮がみられるが，肩甲胸郭関節の動きが悪い場合は，肩甲帯周囲筋の機能改善も必要になる．

回復期の治療

拘縮は徐々に改善していき，痛みはほとんどないかあっても軽度である．5～26か月続くと報告されている．多くの場合，可動域制限はすべての方向で改善していく．しかし，水平伸展や内旋は最後まで可動域制限が残ることが多い．Handら[2]は223人の凍結肩患者を平均4年経過観察し，41%の症例で何らかの症状が遺残したと述べている．興味深いのは7年以上経過しても重度の症状が残存している患者が全体の10%以上いることである．この研究から，凍結肩では我々が感じているよりももっと多くの患者で症状が遺残していることがわかる．

機能評価に基づいた治療戦略

正常肩には肩甲上腕リズムがあることはよく知られている．肩を挙上させた際に肩甲上腕関節と肩甲胸郭関節の動きの比率は2対1になっている．つまり，90°挙上させた際に肩甲上腕関節が60°動き，肩甲胸郭関節が30°動いている．凍結肩の患者ではこの肩甲上腕リズムが崩れている．凍結肩では肩甲上腕関節の拘縮が生じ，肩甲上腕関節の動きが主に制限されている．経過の長い難治性の凍結肩を除いて，通常，肩甲胸郭関節の動きが制限されることは少ない．凍結肩患者の機能評価をする際は，肩甲上腕関節の機能障害を正しく評価することが重要である．具体的には，患者を背部から観察し，まず挙上動作を行わせて，肩甲上腕

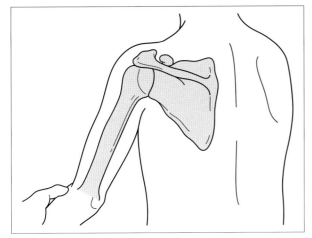

図 1. 背部からの肩関節の観察
患者を背部から観察し，まず挙上動作を行わせて，肩甲上腕リズムに左右差がないか観察する．

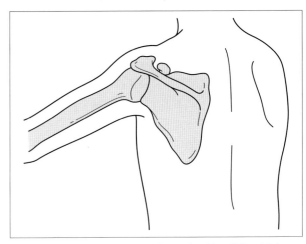

図 2. 他動的に挙上させ肩甲上腕関節の動きの観察
肩関節を他動的に挙上させた際に，挙上動作とともに肩甲骨も上方回旋する場合は肩甲上腕関節の動きが悪いことを意味する．

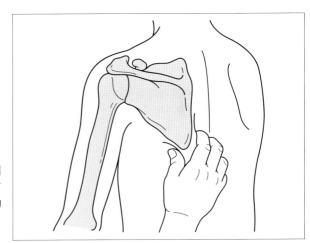

図 3. 肩甲上腕関節拘縮の確認
肩甲骨の下角を検者が手でつかみ，肩甲骨を押さえて，同様に肩を他動挙上させる．肩甲上腕関節のみが硬くなっている場合は，肩甲胸郭関節の動きを止めると，肩の挙上動作ができなくなる．

リズムに左右差がないか観察する（図1）．翼状肩甲骨がみられないかも観察する．次に，肩関節を他動的に挙上して肩甲骨の動きを観察する．挙上動作とともに肩甲骨も上方回旋する場合は肩甲上腕関節の動きが悪いことを意味する（図2）．上腕骨と肩甲骨が一体になって動いているように見える．そして，肩甲骨の下角を検者が手でつかみ，肩甲骨を押さえて，同様に肩を他動挙上させる（図3）．肩甲上腕関節のみが硬くなっている場合は，肩甲胸郭関節の動きを止めると，肩の挙上動作ができなくなる．逆に，これによって肩甲上腕関節の拘縮のみが生じていることがわかる．

サイレントマニピュレーション，鏡視下関節包切離術

運動療法を6か月以上行っても改善がみられない場合は次の一手を考えるべきである．運動療法を開始して6か月を過ぎて徐々に改善している場合はそのまま継続していく．しかし，6か月を過ぎて可動域の改善がプラトーになっている場合は運動療法の限界と判断する．糖尿病や甲状腺疾患を合併している症例で拘縮の改善が悪いとの報告がある．次の一手として，斜角筋間ブロック下もしくはC5, 6神経根ブロック下にマニピュレーション（受動術）を行う．以前は全身麻酔下に受動

術が行われていたが，近年はエコーガイド下のブロックが行われるようになってきており，外来でもマニピュレーションが行われている．一方でコントロールの悪い糖尿病やⅠ型糖尿病はほかの患者に比べ改善度が悪い．また，60代以上の骨粗鬆症のある女性患者ではマニピュレーション中に骨折を起こしてしまうリスクもあるため注意して行う必要がある．施設によっては全身麻酔下に鏡視下関節包切離術が行われている．外来でのマニピュレーションにしても，全身麻酔下の鏡視下関節包切離術にしても，いずれも処置後の運動療法が重要である．処置後の運動療法が適切に行われなければ再度の拘縮を起こしてしまうので，処置を行う前に患者に十分説明し，理解してもらう必要がある．

腋窩神経障害の合併

凍結肩患者で疼痛が長引く場合がある．このような場合，いくつかの原因が考えられる．拘縮が部分的に残存していたり，当初みられなかった腱板断裂や石灰化が生じたりすることもある．そのうちの1つの原因として腋窩神経障害の合併も念頭に置く．特徴的な症状は，肩関節後部の痛みであり，四辺形間隙に圧痛がある．知覚障害はみられないが，時にしびれを伴う．MRIで腋窩神経の腫脹はみられない．この腋窩神経障害は凍結肩に合併した神経障害性疼痛である．我々の調査では肩痛で受診した242人の肩関節疾患の10%に神経障害性疼痛を合併していることが明らかになっている[3]．このような場合は漫然と消炎鎮痛剤の投与や運動療法を続けるのではなく，腋窩神経のリリースや神経ブロックを行ったり，Caチャンネルα2δリガンドの投与など神経障害性疼痛の治療を行う．

文　献

1) Itoi E, et al : Shoulder stiffness : Current concepts and concerns. *Arthroscopy*, **32**(7) : 1402-1414, 2016.
   Summary ISAKOSの上肢委員会が"Frozen shoulder"と定義することを提唱した．

2) Hand C, et al : Long-term outcome of frozen shoulder. *J Shoulder Elbow Surg*, **17**(2) : 231-236, 2008.
   Summary 凍結肩患者で実は症状が遺残していることを述べた論文．

3) 佐々木一真ほか：肩関節痛患者に合併する神経障害性疼痛の頻度．日本肩関節学会学術集会抄録集，**50**：299，2023．
   Summary 肩関節疾患でも神経障害性疼痛が合併することを報告した．

特集／肩関節障害に対する機能評価からの治療戦略

投球障害肩

Zero 外旋/リリーステストの理論と実践

髙橋知之[*1]　西中直也[*2]

Abstract 投球時の肩関節には多くのメカニカルストレスが発生し，組織損傷の原因となっている．これらの負荷やインピンジメントを軽減させるためには投球時に肩関節がゼロポジションを保持することが重要と考える．我々は，このゼロポジション保持機能としてゼロポジション近似肢位における肩外旋筋力（Zero 外旋筋力）と同肢位での肘伸展筋力（Zero リリース筋力）に着目し評価，治療を行っている．Zero 外旋筋力発揮時に代償動作が観察されるかどうかを判定するテストを Zero 外旋テストと呼び，Zero リリース筋力発揮時に代償動作が観察されるかどうかを判定するテストを Zero リリーステストと呼んでいる．ゼロポジション保持機能と投球障害・投球動作・肩甲骨周囲筋力との関係について，我々の研究を中心に紹介する．Zero 外旋テスト／Zero リリーステストの結果から，投球障害の原因となる不良な身体機能を推察し，アプローチすることで多くの症例が競技復帰に至っている．

Key words ゼロポジション(Zero position)，Zero 外旋テスト(Zero external rotation test)，Zero リリーステスト(Zero release test)，投球障害(throwing disorder)

はじめに

投球動作において肩最大外旋位(MER)の直前に肩関節には 67 Nm もの内旋トルクが生じていると報告されており[1]メカニカルストレスの増大は組織損傷の原因になると考えられる．MER で上腕骨頭と関節窩後方上方に腱板が挟み込まれる PSI(posterosuperior impingement)や early cocking phase や follow through phase で上腕骨頭と関節窩前上方部の間に腱板や上腕二頭筋長頭腱，上関節上腕靱帯が挟み込まれる ASI(anterosuperior impingement)が生じると腱板関節包側損傷や関節唇損傷の原因となり得る．共著者の西中らは 3D-2D レジストレーションを用いて，ゼロポジションにおける肩関節内外旋運動時の上腕骨頭の長軸変位量がわずか 1.7 mm に収まっていたことを報告しており[2]，投球動作時にもこの範囲を超えないことが望ましいと考えている．また Akeda らはレイトコッキングにおける肩外転角度の低下がインターナルインピンジメントの接触圧を高めたとの報告をしており[3]，障害予防の観点から投球動作において肩外転角度を保つことが重要であると考えられる．さらに Konda らは障害のないプロ野球選手 20 名の投球時に MER で上腕骨と肩甲棘が一直線に並んでいたと報告している[4]．このように MER～ボールリリースにおいて上腕骨頭と関節窩がゼロポジションで求心位を保つことで，関節内の負荷を軽減させることができると考えている．

我々は投球中の肩関節への負荷を軽減させ，疼痛なく投球可能な身体機能を構築させるうえでゼロポジション保持機能が重要と考えており，ゼロ

[*1] Tomoyuki TAKAHASHI，〒227-8518 神奈川県横浜市青葉区藤が丘 2-1-1 昭和大学藤が丘リハビリテーション病院リハビリテーションセンター，理学療法士
[*2] Naoya NISHINAKA，同大学大学院保健医療学研究科リハビリテーション分野運動機能学領域，教授

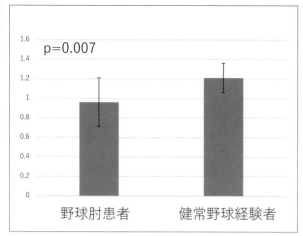

図1． 非投球側に対する投球側のZero外旋筋力の比の比較

健常野球経験者と比較し，野球肘患者では非投球側に対する投球側のZero外旋筋力の比が有意に低値だった．

（文献7より作成）

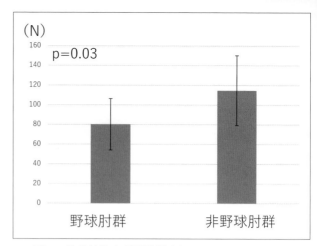

図2． 等速性筋力計測装置を用いたゼロポジション近似肢位での肘伸展筋力の比較

最終伸展域（−10°）での筋力値が野球肘患者で有意に低下していた．

（文献8より作成）

ポジション近似肢位における肩外旋筋力（Zero外旋筋力）と同肢位での肘伸展筋力（Zeroリリース筋力）に着目して，評価・治療を行っている．後述する肩関節ゼロポジション近似肢位から，肩外旋方向への抵抗運動時に代償動作が出現しない範囲での筋力値をZero外旋筋力と呼び，代償動作が観察されるかどうかを判定するテストをZero外旋テストと呼んでいる．同様に，ゼロポジション近似肢位から肘伸展方向への抵抗運動時，代償動作が出現しない範囲での筋力値をZeroリリース筋力と呼び，代償動作が観察されるかどうかを判定するテストをZeroリリーステストと呼んでいる．本稿ではZero外旋テストとZeroリリーステストに関する理論と実践を示す．

Zero外旋テスト／Zeroリリーステストの理論

1．Zero外旋筋力と投球障害の関係

山口らは野球肩患者を対象にゼロポジション近似位での外旋筋力を計測し，投球側と非投球側の比較では投球側が有意に低値を示していたこと，同時に野球肩患者と健常野球経験者の比較では，症例群で有意に低値を示していたことを報告している[5]．千葉らは野球肘患者を対象にゼロポジション近似域における外旋筋力を計測し，障害側の有意な低下を報告している[6]．また，筆者らは野球肘患者と健常野球経験者で非投球側に対する投球側のZero外旋筋力を比較し，野球肘患者が有意に低値だったことを報告している[7]（図1）．

2．Zeroリリース筋力と投球障害の関係

田村らは等速性の筋力計測装置を用いてゼロポジション近似肢位での肘伸展筋力を計測し，最終伸展域（−10°）での筋力値が野球肘患者で有意に低下していたことを報告している[8]（図2）．また，阿蘇らは離断性骨軟骨炎の患者を対象に投球側での有意な低下を報告している[9]（図3）．

3．Zero外旋筋力／Zeroリリース筋力と投球動作の関係

山口らはゼロポジション近似位での外旋筋力が低下している投球障害肩患者では，背臥位でのボール投げ上げ動作時に肘伸展運動が少なく，肩内旋運動による投げ上げになっていたことを報告している[5]．この結果から，Zero外旋筋力の評価は，加速期で肘伸展運動に移行する準備が可能かどうか判断するのに有用であると考えられる．

また，谷口らは投球障害肘と診断された小・中学生を対象とした調査で，投球時の「肘下がり」の

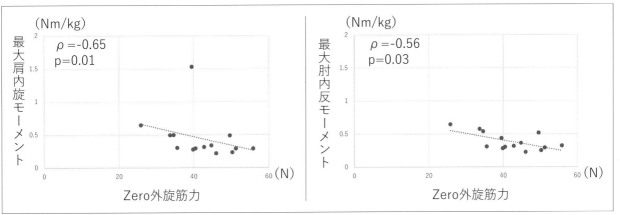

図 3.
離断性骨軟骨炎の患者を対象とした Zero リリース筋力の比較
非投球側と比較し投球側の Zero リリース筋力が有意に低下していた.

(文献 9 より作成)

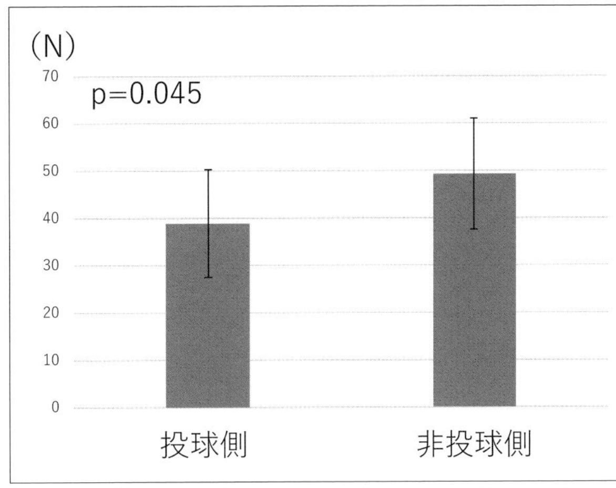

図 4. Zero 外旋筋力と最大肩内旋モーメントおよび最大肘内反モーメントとの関係
a：Zero 外旋筋力と最大肩内旋モーメントとの間には有意な負の相関を認めた.
b：Zero 外旋筋力と最大肘内反モーメントとの間には有意な負の相関を認めた.

(文献 11 より作成)

有無に関連する身体機能を明らかにするため, zero-position 近似外旋筋力や原テストを含む 27 項目の評価を行った. 多重ロジスティック解析分析の結果, zero-position 近似外旋筋力のみが有意な項目として抽出され, zero-position 近似外旋筋力の強化が肘下がりの予防のためのアプローチとして有用であると結論付けている[10].

さらに田村らは, 三次元動作解析装置を用いて投球動作解析を行い, Zero 外旋筋力および Zero リリース筋力との関係を調査している. この中で, Zero 外旋筋力と MER での胸郭前傾角との間に有意な正の相関を認めたこと, 骨盤に対する胸郭前傾角が全例で負の値を示していたことから, Zero 外旋筋力が良好な選手では投球中に肩甲骨や胸郭の運動参加が大きいと述べている. また, Zero リリース筋力と MER〜ボールリリースまでの間の肘屈曲角度の差に有意な正の相関を認めたことを報告し, Zero リリース筋力の強い選手では加速期で肘伸展運動を主動作としやすいと述べている. また, 肩関節・肘関節にかかる力学的負荷と Zero 外旋筋力／Zero リリース筋力との関係も同時に報告しており, それぞれ, 最大肩内旋モーメント・最大肘内反モーメントとの有意な負の相関が明らかとなっている(図 4, 5). これらのことから Zero 外旋筋力や Zero リリース筋力が十分に発揮できない選手は不良な投球フォームとなり,

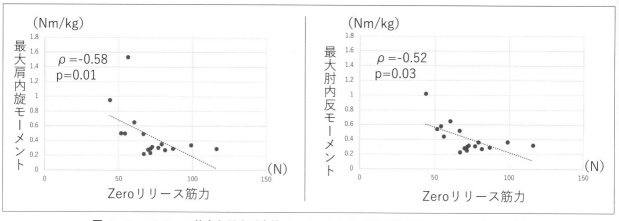

図 5．Zero リリース筋力と最大肩内旋モーメントおよび最大肘内反モーメントとの関係
a：Zero リリース筋力と最大肩内旋モーメントとの間には有意な負の相関を認めた．
b：Zero リリース筋力と最大肘内反モーメントとの間には有意な負の相関を認めた．

（文献12より作成）

結果として，肩肘関節にかかる力学的負荷が大きくなっていると考察している[11)12)]．

Zero 外旋テスト／Zero リリーステストの実践

1．肩関節ゼロポジション近似肢位の決定方法

肩峰後角と烏口突起を触診で確認し，両者を結ぶ線に直交する面を肩甲骨面とする．肩甲骨面上で肩甲棘と上腕骨が一直線上に並ぶ肢位をゼロポジション近似肢位としている(**図6**)．この肢位で前腕回内外中間位，肘関節90°屈曲位とすることでZero 外旋テスト／Zero リリーステストの開始肢位となる．簡易的な目安としては，手掌を後頭部に触れた肢位を作り，その後肘の位置を動かさずに手掌を後頭部から離し，肘を90°屈曲位とするとおおむね前述の肢位と一致していることが多い[13)]．

2．Zero 外旋テストの評価方法

前述した方法でゼロポジション近似肢位をとり，前腕遠位背側に対して肩内旋方向へ等尺性の抵抗をかけ肩外旋方向への出力を指示する．この際に開始時の肘の位置が保持できればZero 外旋テストは陰性(**図7-a**)である．開始時の肘の位置を保てず，肩関節水平伸展や肩甲骨下方回旋・winging などの代償動作が出現する場合にZero 外旋テストは陽性(**図7-b**)と判定する．

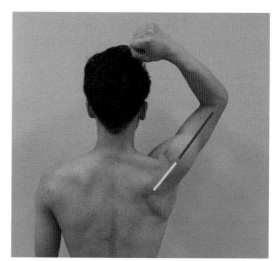

図 6．ゼロポジション近似肢位の決定方法
肩峰後角と烏口突起を触診で確認し，両者を結ぶ線に直交する面を肩甲骨面とする．肩甲骨面上で肩甲棘と上腕骨が一直線上に並ぶ肢位とする．

3．Zero リリーステストの評価方法

Zero 外旋テスト同様，ゼロポジション近似肢位をとり，前腕遠位尺側に対して肘屈曲方向へ等尺性の抵抗をかけ肘伸展方向への出力を指示する．この際に開始時の肘の位置が保持できればZero リリーステストは陰性(**図8-a**)である．開始時の

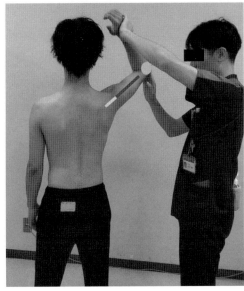 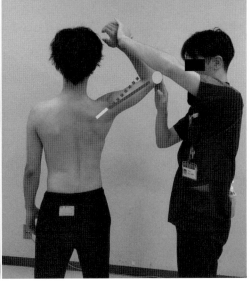

図 7. Zero 外旋テストの評価方法
a：開始時の肘の位置が保持できれば Zero 外旋テストは陰性
b：開始時の肘の位置を保てず，肩関節水平伸展の代償が出現している．

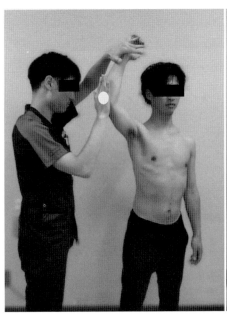 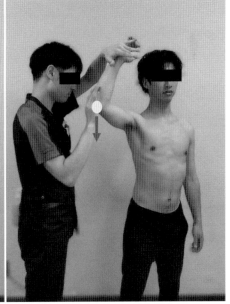

図 8. Zero リリーステストの評価方法
a：開始時の肘の位置が保持できれば Zero リリーステストは陰性
b：開始時の肘の位置を保てず，肘下がりの代償が出現している．

肘の位置を保てず，肘下がりや肩甲骨下方回旋・winging などの代償動作が出現する場合に Zero リリーステストは陽性(**図 8-b**)と判定する．

4．Zero 外旋筋力・Zero リリース筋力の計測方法

我々は Zero 外旋テスト／Zero リリーステストの有用性を証明するため，徒手筋力計を使用して Zero 外旋筋力／Zero リリース筋力の計測を行っ

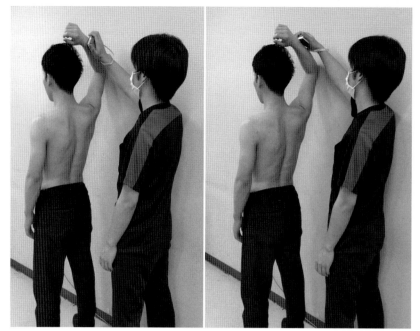

図 9. Zero 外旋筋力／Zero リリース筋力の計測方法
徒手筋力計を用いて筋力計測を行う場合は肘を壁に固定し代償動作が生じない範囲での筋出力値を計測している．

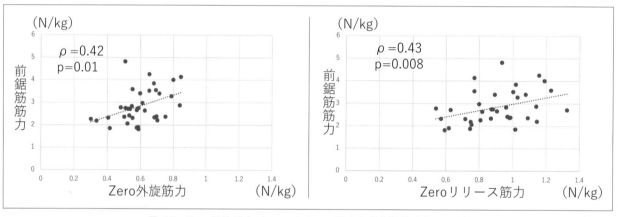

図 10. Zero 外旋筋力／Zero リリース筋力と前鋸筋筋力との関係
a：Zero 外旋筋力と前鋸筋筋力に有意な正の相関を認めた．
b：Zero リリース筋力と前鋸筋筋力に有意な正の相関を認めた．
（文献 14 より作成）

ている．筋力計測を行う際は肩ゼロポジション近似肢位を取った状態で肘を壁に固定し，代償動作が生じない範囲での筋出力値を計測しており（**図9**），この計測方法の良好な検者内信頼性も報告している[14]．

5．機能訓練の実践

Zero 外旋筋力／Zero リリース筋力とも肩甲骨周囲筋筋力との有意な正の相関が報告されており[14)15)]（**図 10**）．Zero 外旋テスト／Zero リリーステスト実施時に観察される代償動作が肩甲骨を徒手的に介助することで消失することが多い（**図11**）．このような場合には肩甲骨の機能評価を行い，肩甲骨の機能不全が下肢・体幹からの影響を受けていない場合は肩甲骨マルアライメントの改善や肩甲骨周囲筋筋力強化などの機能訓練をする．逆に肩甲骨機能が下肢・体幹からの影響を受

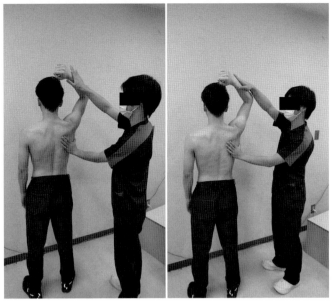

図 11. Zero 外旋テスト／Zero リリーステスト実施時の肩甲骨の固定
Zero 外旋テスト／Zero リリーステスト実施時に観察される代償動作が肩甲骨を徒手的に介助することで陰性化することがある．

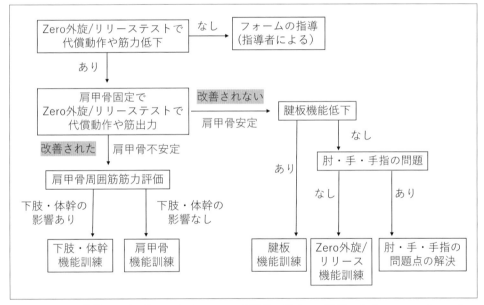

図 12. Zero 外旋テスト／Zero リリーステスト陽性の場合の，改善のためのフローチャート
フローチャートに従い評価・機能訓練を進めていく．

（文献 16 より作成）

けている場合は，下肢・体幹に対するアプローチを行う．一方，肩甲骨の介助を行っても Zero 外旋テスト／Zero リリーステスト実施時の代償動作が残存する場合や，筋力を発揮しにくくなったという場合には，腱板機能訓練や肘関節・手関節などへのアプローチを選択するが，このような症例は少数派である[16]（図 12）．

6．機能訓練の限界となる症例（手術が考慮される症例）

解剖学的な腱板関節包側損傷や関節唇損傷があったとしても，多くの症例は機能改善によって疼痛なく競技復帰できる．しかし，十分な機能改

善(Zero 外旋テストや Zero リリーステストの改善)が達成されたにもかかわらず，組織損傷による症状(痛み)が改善されない症例や，組織損傷による症状(痛み)によって機能訓練が進まない(機能が改善されない)症例では手術療法が検討される[17].

おわりに

本稿では Zero 外旋テスト/Zero リリーステストの理論と実践について述べた．今回引用した過去の報告は後ろ向き研究[5)~10)13)15)]が多いが，近年では前向きな検討[2)11)12)14)]も実施されるようになってきている．今後は縦断的な検討や，ランダム化比較試験など，エビデンスレベルの高い研究を行っていきたいと考えている．臨床的には非常に簡便でかつ有用なテストであることは間違いないため，Zero 外旋テスト/Zero リリーステストが広く普及されていくことを願っている．

文献

1) Fleisig G S, et al : Kinetics of baseball pitching with implications about injury mechanism. *Am J Sports Med*, **23** : 233-239, 1995.
2) 西中直也ほか：ゼロポジション内外旋運動における上腕骨頭偏位の検討．肩関節，**33**：261-263, 2009.
3) Akeda M, et al : Lower shoulder abduction during throwing motion may cause forceful internal impingement and decreased anterior stability. *J Shoulder Elbow Surg*, **27** : 1125-1132, 2018.
4) Konda S, et al : Configuration of the shoulder complex during the arm-cocking phase in baseball pitching. *Am J Sports Med*, **43** : 2445-2451, 2015.
5) 山口光國ほか：投球障害肩におけるゼロポジション外旋筋力評価の意義—ボール投げ上げ動作に見られる特徴との関連—．肩関節，**28**：611-614, 2004.
6) 千葉慎一ほか：小・中学生の野球肘患者におけるゼロポジション外旋筋力評価の意義．日肘関節会誌，**12**：73-74, 2005.
7) 髙橋知之ほか：ゼロポジション近似肢位での肩外旋筋力の検討—野球肘患者と健常野球経験者の比較—．肩関節，**45**：362-364, 2021.
8) 田村将希ほか：肩挙上位での肘伸展運動の検討—投球動作との関連性—．日肘関節会誌，**24**：382-384, 2017.
9) 阿蘇卓也ほか：上腕骨小頭離断性骨軟骨炎症例におけるゼロポジション近似肢位での肩関節外旋筋力及び肘関節伸展筋力の調査．日肘関節会誌，**26**：169-173, 2019.
10) 谷口 丈ほか：投球障害肘における肘下がりの要因．東北理学療法学，**26**：105-110, 2014.
11) 田村将希ほか：ゼロポジション近似肢位での肩外旋筋力と投球動作中の胸郭肢位との関連．日臨スポーツ医会誌，**31**：348-354, 2023.
12) 田村将希ほか：ゼロポジション近似肢位での肘伸展筋力と肩肘関節モーメントとの関係．日肘関節会誌，**27**：389-393, 2020.
13) 西中直也ほか：野球選手の投球側・非投球側における Zero 外旋テスト，Zero リリーステストの代償動作出現の差に関して．肩関節，**45**：378-381, 2021.
    Summary 投球障害患者において，Zero 外旋テスト／Zero リリーステスト実施時に代償が出現しやすい(陽性率が高い)ことを示した文献である．
14) 髙橋知之ほか：ゼロポジション保持機能と肩甲骨周囲筋筋力の関係．整スポ会誌，**40**：303-308, 2020.
15) 髙橋知之ほか：ゼロポジション近似肢位における肘伸展筋力と肩甲骨周囲筋筋力との関係．肩関節，**46**：13-17, 2022.
16) 西中直也：シンプル思考で診る肩 4つの安定化機構から考える．文光堂，2024.
    Summary 医師・理学療法士など，肩関節の診断・治療に関わるすべての医療従事者必見の1冊である．
17) 西中直也：手術適応となる投球肩肘障害—手術に至る可能性があるフォームの問題点と術後再発予防で目指すフォーム．臨スポーツ医，**39**：418-423, 2022.

特集／肩関節障害に対する機能評価からの治療戦略

投球障害肩

肩関節機能障害に対する機能評価からの治療戦略

森原　徹[*1]　松井知之[*2]　宮﨑哲哉[*3]

Abstract　投球障害肩選手の多くは，保存療法で競技復帰可能である．保存療法は，「疼痛期」「投球準備期」「競技復帰期」の3段階に分類される．疼痛期では，疼痛原因の特定が重要である．まずは，全身から肩関節へアプローチする．全身即時調整法(IBC)によって筋緊張を調整し，関節可動域の拡大を目指す．IBCで改善しない場合，患部への直接的アプローチを実施する．患部へのアプローチは，上肢帯即時調整法(ICS)，肩甲上腕関節即時調整法(ICGH)を実施し，治療戦略を立てながらアプローチする．それでも改善が乏しい場合には，手術療法を検討する．手術後は関節可動域訓練と筋力トレーニングを迅速に開始し，全身コンディショニングを継続して，競技復帰を目指す．

Key words　投球障害(throwing disorder)，保存療法(conservative therapy)，全身即時調整法(Immediate Body Conditioning；IBC)

保存療法

1．はじめに

投球障害肩選手の多くは，保存療法によって競技復帰が可能である．保存療法を行う一連の流れは，「疼痛期」，「投球準備期」，「競技復帰期」に分類[1)2)]される(図1)．疼痛期では，疼痛の生じた原因を抽出し，早期疼痛改善を目指す．投球準備期では，投球動作に必要な柔軟性，筋力を改善し，不良な投球動作の改善を行う．競技復帰期では，適切な投球復帰プロトコールを作成し，実際の動作を評価，改善を行う．また障害再発や競技力向上を目的としたトレーニングを行う．

疼痛期におけるフローチャートを図2に示す．全身から患部への影響を評価する全身即時調整法(図2-a)，全身即時調整法で改善しない場合，上肢帯・肩甲上腕関節周囲即時調整法(図2-b)，それでも改善しない場合は構造的破綻を考え手術療法(図2-c)となる．

本稿では，疼痛期に対する治療戦略を中心に述べ，全身から患部(肩関節)への影響，患部への直接的アプローチ，術後後療法の概要について述べる．

2．全身からのアプローチ(図2-a)

1）姿勢の重要性

良姿勢での肩関節屈曲動作において，鎖骨は後退・挙上，肩甲骨は後傾・内転・上方回旋する．しかし，円背などの不良姿勢での屈曲では，鎖骨は前突・下制し，肩甲骨の後傾が阻害される．また，投球動作に必要なテイクバック(肩関節外転)やいわゆるしなり(肩関節外旋)においても，制限される．このような状態で投球動作を続けると，肩関節への負荷が増大し，投球障害を引き起こす恐れがある．そのため姿勢を評価し，良姿勢へ改

[*1] Tooru MORIHARA，〒604-8405　京都府京都市中京区西ノ京車坂町12　丸太町リハビリテーションクリニック，院長
[*2] Tomoyuki MATSUI，洛和会京都スポーツ医科学研究所，理学療法士
[*3] Tetsuya MIYAZAKI，同，理学療法士

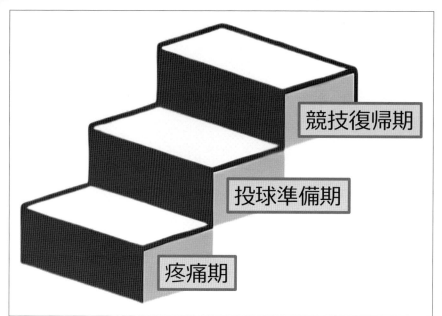

図 1. 投球障害治療のフェーズ分類

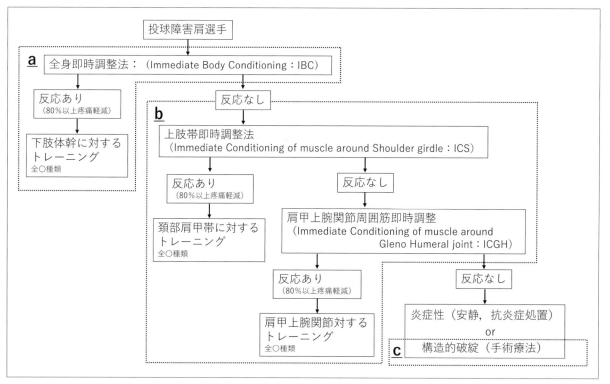

図 2. 投球障害治療のフローチャート

善していく必要がある．

2）全身から肩関節に及ぼす影響

姿勢の違いは，肩関節可動域に大きな影響を与える．そのため，姿勢の変化によって，どのようなメカニカルストレスが肩関節に加わり，疼痛や可動域制限の発生に繋がったのかを考える必要がある．つまり全身（下肢・体幹）を評価し，不良姿勢になっている要因を明らかにすることで，疼痛を消失させることが可能となる．

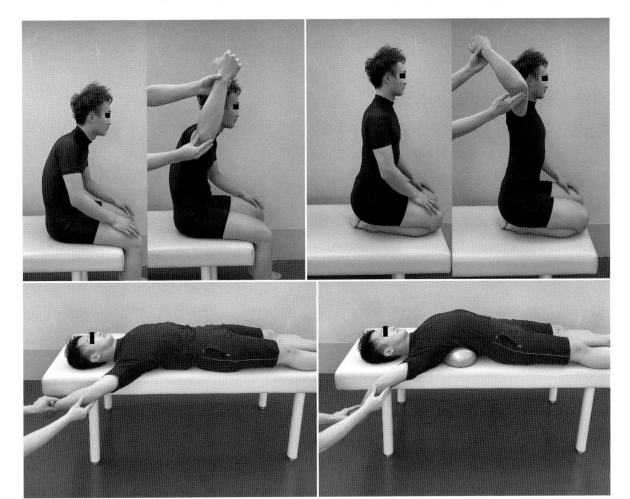

図 3. 姿勢の変化による影響
a：端座位, 不良肢位での HERT　　b：正座での HERT
c：背臥位での HERT　　　　　　　d：背臥位, 背中にボールを入れての HERT

3) 様々な肢位でのストレステスト(図3)

全身からの影響がある場合, 姿勢の変化によってストレステストが陰性化することがある. 端座位で肩関節過外旋テスト(Hyper External Rotation Test；HERT)が陽性であっても, 正座で陰性化あるいは減弱することがある. 背臥位でのHERT 陽性の場合でも, 背中にゴムボールを入れると陰性化あるいは減弱することがある. この場合には, 姿勢の影響が大きく, 全身からのアプローチで奏効する.

4) 全身からのアプローチ：全身即時調整法 (Immediate Body Conditioning；IBC)

IBC は, 股関節, 体幹(腹筋群, 背筋群)の筋緊張を調整する5項目から構成されている(表1). 肢位の変化や相反抑制による筋緊張の調整や筋収縮による筋肉の賦活を実施する.

効果判定の手順としては, HERT を行い, 疼痛や関節可動域を評価し, その後 IBC の各項目を20～30秒程度行い, 再度疼痛, 関節可動域をチェックし, 即時的な改善度を評価する. Aから順次行い, 肩関節外旋可動域や疼痛が軽減した項目を, 主因と判断する. しかし, 各項目は, 複雑

表1. 全身即時調整法の実際

部 位	方 法
股関節屈筋群弛緩	両膝関節, 股関節を屈曲位とし股関節前面を弛緩させ, 骨盤からの影響をチェックする.
背筋群弛緩	腹筋群の最大収縮を20秒程度行わせ, 相反抑制を用いて背筋群を弛緩させる. 背部の筋群弛緩による影響をチェックする.
腹筋群弛緩	臍部下方から上方にかけてゴムボールを入れ, 深呼吸を10程度行う. 最終は胸骨直上まで行う.
腹横筋賦活	ドローインを10回行わせ, 腹横筋を収縮させる. この際, 可能な限り腹直筋などの収縮を抑制し, 腹横筋の選択的収縮を行わせる. 四つ這い, 膝立座位など, 腹横筋が収縮しやすい肢位を選択する.
後鋸筋賦活	側臥位で両膝・股関節屈曲位. 体幹を固定にしたまま下肢を挙上する.

表2. 上肢帯周囲筋即時調整法の実際

部 位	方 法
胸背部筋群弛緩	菱形筋, 肩甲挙筋を1分程度, 軽擦し胸背筋群を弛緩.
頚部前方筋群弛緩	斜角筋群, 胸鎖乳突筋を1分程度, 軽擦し頚部前方筋群を弛緩.
頚部後方筋群弛緩	後頭直筋を1分程度, 軽擦し頚部後方筋群を弛緩.
胸部筋群弛緩	大胸筋, 小胸筋, 鎖骨下筋, 前鋸筋を1分程度, 軽擦し胸部筋群を弛緩.
頚部深層筋群賦活	背臥位で後頭部全体を治療台へ軽く圧迫させる運動を10回行い, 頚長筋を賦活.
肩甲骨周囲筋群賦活	僧帽筋上部線維, 僧帽筋下部線維, 僧帽筋中部線維, 菱形筋, 前鋸筋を各筋ごとに収縮運動を10回行い, 肩甲骨周囲筋群を賦活.

に関連し合っているため, 実際はある一部のみの機能異常, という結果にはならないことが多い. IBCによって, 肩関節外旋可動域が15°以上, 疼痛が80%以上改善した場合には, 下肢・体幹を中心としたコンディショニングを行う.

HERT陽性であった高校生投手140例を対象とした調査では[2], IBC前の肩関節外旋角度は141.6±15.8°, IBC後157.9±15.8°と有意に拡大し($p<.0001$), IBC前の疼痛を100とした疼痛評価では, IBC後15.8±2.4まで軽減した.

3. 患部へのアプローチ(図2-b)

IBCを行っても疼痛や関節可動域が改善しない場合, 肩甲骨, 鎖骨, 胸郭, 頚椎, 肩甲上腕関節にアプローチする. まず上肢帯周囲筋即時調整(Immediate Conditioning of muscle around Shoulder girdle;ICS)法を実施する. ICSは全6項目から構成され, 肩甲帯, 頚部, 胸部における筋群の弛緩, 賦活を行う(表2).

ICSで改善しない場合は, 肩甲上腕関節周囲筋即時調整(Immediate Conditioning of muscle around Gleno Humeral joint;ICGH)法を行う. 肩甲上腕関節に関与する筋群は多数存在し, 関節運動も三次元的な動きを行うため, 優先順位を決め, 簡易的に評価・アプローチする必要がある. ICGHは肩関節周囲筋の弛緩・賦活(全10項目)を実施する(表3).

多くの症例は, IBCで改善を認めるが, 疼痛が生じてから長期間が経過している場合, ICS, ICGHを行う必要がある. 不良姿勢では鎖骨は前突, 下制し, 肩甲骨は前傾, 外転, 下方回旋, 頚椎は前弯し, 結果として肩甲上腕関節は屈曲, 外転, 外旋位となる. 胸椎後弯などの不良姿勢が長期化すると, 肩甲上腕関節周囲筋の柔軟性・筋出力低下を生じる. 肩甲上腕関節周囲筋の機能低下によって, 肩甲骨の位置が前傾, 外転, 下方回旋位へ変化し, さらに後弯姿勢を増悪させるという, 負の連鎖に陥る(図4).

手術療法後のリハビリテーション(図2-c)

IBC, ICS, ICGHを行っても, 反応が乏しく, 全身から患部へのコンディショニングを実施しても疼痛が消失しない場合, 手術療法を行う. 手術後(クリーニングのみ)のリハビリテーションは, 可及的速やかに関節可動域訓練を開始し, 拘縮の予防を行う. 筋力トレーニングは, 腱板の自動運動を中心に実施し, 徐々に負荷量を増大してい

表 3. 肩甲上腕関節周囲筋即時調整法の実際

部位	方法
棘上筋弛緩	肩峰付近の棘上窩を20秒程度,圧迫し,棘上筋を弛緩させる.
棘下筋,小円筋弛緩	上腕骨頭後方の棘下筋,小円筋を20秒程度,圧迫し,棘下筋および小円筋を弛緩させる.
肩甲下筋,大円筋弛緩	腋窩後壁を形成する肩甲下筋,大円筋を20秒程度,圧迫し,肩甲下筋および大円筋を弛緩させる.
上腕二頭筋,烏口腕筋弛緩	上腕二頭筋と烏口腕筋を把持,牽引し,20秒程度,他動的に肘関節を屈伸することで上腕二頭筋および烏口腕筋を弛緩させる.
上腕三頭筋弛緩	上腕三頭筋を把持,牽引し,20秒程度,他動的に肘関節を屈伸することで上腕三頭筋を弛緩させる.
三角筋後部〜中部線維弛緩	三角筋後部〜中部線維を療法士が把持し,20秒程度,牽引しながら三角筋後部〜中部を弛緩させる.
三角筋前部〜中部線維弛緩	三角筋前部〜中部線維を療法士が把持し,20秒程度,牽引しながらさすり,三角筋前部〜中部を弛緩させる.
肩甲下筋賦活	仰臥位の肩関節外転90°位,肘関節屈曲90°位で500gの水を入れたペットボトルを持ち,肩関節を10回内旋させ,肩甲下筋を賦活する.
棘上筋賦活	立位でチューブを肩関節30°外転位まで10回引っ張り,棘上筋を賦活する.
棘下筋,小円筋賦活	肩関節外転90°位,肘関節屈曲90°位で治療台へ上肢を置き,チューブを肩関節外旋方向へ10回引っ張り,棘下筋・小円筋を賦活する.

く.術前に行っていた全身コンディショニングは継続して実施する.

術直後の炎症期(2〜3週間程度)では,組織修復を促す目的に,微弱電流治療[3)〜5)]を行う.また,投球動作を想定した,下肢・体幹トレーニング(片脚立ち,スクワット,ランジ動作など)を行い,良好な投球フォームに必要な土台を獲得する.

十分な関節可動域(外旋160°程度)の改善およびHERTが消失(4〜6週)すれば投球を再開する.投球は,シャドーや軽めのネットスローから開始し,徐々に負荷量をアップさせる(**表4**).4〜6週かけて投球動作を継続し,術後2か月〜3か月で競技への完全復帰を目指す.

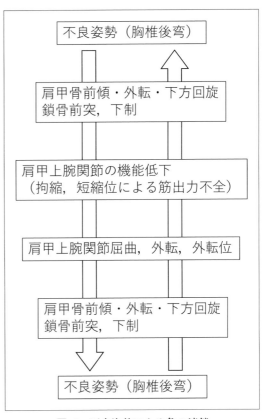

図4. 不良姿勢による負の連鎖

文献

1) 松井知之:【実践!上肢投球障害に対するリハビリテーション】II.身体機能から考える投球障害アプローチ 全身から患部へのアプローチ.MB Med Reha, 239:27-34, 2019.
   Summary 投球障害の評価,治療として簡便に全身からの影響を評価できる全身即時調整法の理論と実際について解説した論文.

2) 松井知之ほか:疼痛の早期改善と疼痛原因の早期抽出.森原 徹ほか編,優投生塾 投球障害攻略マスターガイド,48-68,全日本病院出版会,2023.

表 4. 投球復帰プログラム

時　期	負荷量		
投球開始〜1週間	シャドー or ネットスロー　20球		＊1
8日目	10〜15 m	15〜20 m	
9日目	15〜20 m	20〜25 m	
10日目	ノースロー		
11日目	20〜25 m	25〜30 m	
12日目	25〜30 m	30〜35 m	
13日目	35〜40 m	40〜50 m	
14日目	ノースロー		
15日目	40〜50 m	45〜50 m	
16日目	45〜50 m	20 m (70%)	＊2
17日目	45〜50 m	20 m (80%)	
18日目	45〜50 m	20 m (90%)	
19日目	45〜50 m	20 m (100%)	
20日目	ノースロー		
21日目以降	フラットピッチ 立ち投げ ブルペン投球 実戦登板		

※疼痛が出現する前に張りや重だるさなどの違和感を感じることが多い．
　違和感を感じたら，無理に進めず，違和感が生じない負荷でしばらく継続する．
＊1 最大50%程度の強度まで行う．
＊2 距離を20 mに縮めて70%の強度で投球

3) 藤谷博人：スポーツにおける微弱電流刺激療法．聖マリアンナ医大誌，**45**：265-269, 2018.
4) Owoeye I, et al：Low-intensity pulsed galvanic current and the healing of tenotomized rat achilles tendons：preliminary report using load-to-breaking measurements. *Arch Phys Med Rehabil*, **68**：415-418, 1987.
　Summary　微弱電流を用いた治療がラットのアキレス腱治癒に効果を示した研究．
5) 鵜崎智史ほか：筋損傷モデルラットを用いた微弱電流刺激の効果―筋の収縮力回復に与える影響―．理療科，**30**：945-949, 2015.

特集／肩関節障害に対する機能評価からの治療戦略

外傷性(反復性)肩関節脱臼の保存療法・機能訓練とその限界

仲見　仁[*1]　田中誠人[*2]

Abstract　肩関節脱臼後に保存療法で再発する確率が低いのか，もしくは再発リスクが高いため早期の手術の方が良いのかに関しては受傷時の正確な診断とともにスポーツ種目により配慮されるべきである．本稿では初診時の診断，保存療法の経験および限界，保存療法選択時のリハビリテーションについて紹介する．

正確な診断には関節造影MRI(MRA)と三次元再構成したCT画像が有用である．それらにより得られた病態別に再発頻度について解説する．

リハビリテーションにおいては肩関節前方脱臼のメカニズムを理解しながら治療にあたることが大切で，肩甲骨の安定化機能の再獲得が主眼となる．その中でも特に「肩甲骨の追従性」と「肩甲骨の胸郭上での固定性」が最重要課題として挙げられる．受傷後の病期に応じたリハビリテーションについてコンセプトとともに解説する．

Key words　外傷性肩関節脱臼(traumatic shoulder dislocation)，病態(pathology)，診断(diagnosis)，脱臼予防(prevention of dislocation)，肩甲骨安定化(scapular stabilization)

はじめに

外傷性肩関節脱臼はスポーツ活動時に起こり得る障害で，特に身体の接触を伴うスポーツにおいては発生頻度が高い[1]．初回受傷後の再発頻度は若年であるほど高いとされ80％近くに及ぶ[2)3)]．また再発頻度はスポーツ種目により異なり，こちらも身体の接触を伴うスポーツにおいて高くなる[4)5)]．肩関節脱臼後に保存療法で再発する確率が低いのか，もしくは再発リスクが高いため早期の手術の方が良いのかに関しては受傷時の正確な診断とともにスポーツ種目により配慮されるべきである．本稿では初診時の診断，保存療法の経験および限界，保存療法選択時のリハビリテーションについて紹介する．当院ではラグビー選手の受診が多く，基本的にはラグビー選手の治療概念と保存療法の限界を提示し，その他の競技における考え方も提示する．

診断について

競技特性にかかわらず外傷性肩関節脱臼の主な病態は関節包関節唇複合体(IGHL-LC)が肩甲骨関節窩から剥離してしまう，いわゆるBankart損傷である．その他としてIGHL-LCは剥離なく，関節窩側が骨折してしまう骨性Bankart，IGHL-LCの中央部で破綻する関節包断裂，IGHL-LCが上腕骨側で剥離するHAGL(humeral avulsion of the glenohumeral ligament)損傷がある(**図1**)．IGHL-LCの破綻部位の診断には単純MRIでは病変を捕らえきれないことが多く，関節造影MRI(MRA)が有用である．この場合，造影剤を注入する必要はなく，水分を注入するだけで診断に足る

[*1] Hitoshi NAKAMI，〒 543-8922　大阪府大阪市天王寺区烏ヶ辻2-6-40　第二大阪警察病院リハビリテーション技術科
[*2] Makoto TANAKA，第二大阪警察病院スポーツ医学センター，センター長

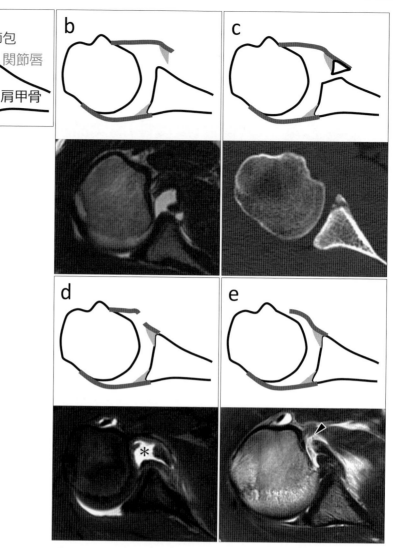

図 1. 外傷性肩関節脱臼の病態
a：正常構造の模式図
b：Bankart 損傷（上段は模式図，下段は MRI 画像）
c：骨性 Bankart 損傷（上段は模式図，下段は CT 画像）
d：関節包断裂（上段は模式図，下段は MRI 画像，＊が関節包断裂部）
e：HAGL 損傷（上段は模式図，下段は MRI 画像，矢頭が HAGL 損傷部）

コントラストが得られるため，当院ではキシロカイン 10 ml をエコーガイド下に注入して MRI を撮像している[6]．もう1つの改変として，単純 MRI の軸位断では通常体幹に垂直にスライスされるため，前下方および後下方の関節唇の病態が捕らえにくい．当院では軸位断を関節窩軸に対して垂直にスライスすることにより前後上下の関節唇の観察をしやすくしている（図2）．骨性 Bankart や Hill-Sachs 損傷の診断には MRI よりも CT が有用である．CT 撮影時に両肩撮影でも患側のみの撮影でも被曝量は同じであるため，両肩撮影して三次元を含む画像再構成を行えば，関節窩の骨欠損や Hill-Sachs 損傷についての評価がよりしやすくなる．

病態について

肩関節脱臼の主訴は「ずれた感じ」とされることが多い．ずれた感じ＝脱臼で手術が必要なのかど

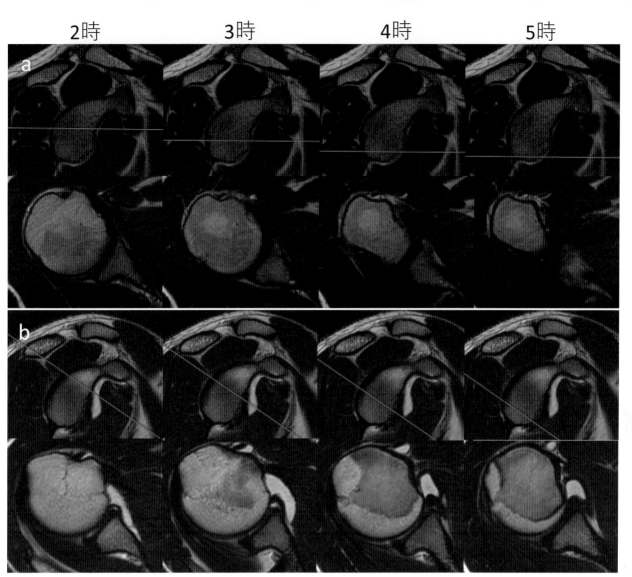

図 2. 単純 MRI と斜軸位像を用いた関節造影 MRI の比較. 左から 2 時, 3 時, 4 時, 5 時の前方関節唇を評価したところ
　a：単純 MRI 像(上段は斜矢状断像, 下段は軸位像)
　b：斜軸位像を用いた関節造影 MRI 画像(上段は斜矢状断像, 下段は斜軸位像)

うか, もしくは手術をしなくても治るのかどうかが選手にとってとても重要な情報となる.「ずれた感じ」を主訴に来院しても様々な病態があり, それによって治療法の選択も異なるため解説する.

1. 前上方不安定症

主には長引く疼痛を主訴に来院し, 競技のパフォーマンスが上がらないという状況で受診する. ラグビーの場合は外傷で発生することがほとんどであるが, 野球の場合はコンディション不良による慢性障害として発生することもある. MRA では右肩で 3〜5 時には関節唇損傷はなく Hill-Sachs 損傷部の輝度変化も認めず, 1〜3 時までの関節唇損傷(図 2-b)もしくは腱板疎部の開大を認め, CT にて関節窩の骨欠損や Hill-Sachs 損傷は認めないものを前上方不安定症による疼痛肩(asUPS)と診断している. 2022 年のラグビー選手における報告[7]の通り, 疼痛のみではなくずれたという感覚を訴える症例もあり, 的確な診断が必要である. 前方 apprehension テストでは怖さよりも疼痛を訴えることが多く, Speed テストが陽性となる率が高い. ステロイドの関節内注射で疼痛をコントロールした後にリハビリテーションを

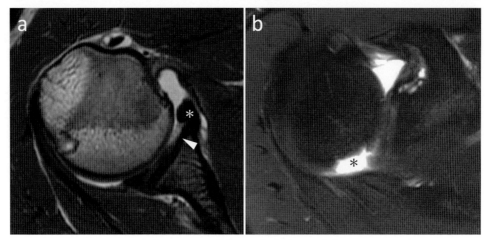

図 3. GLAD 損傷の関節造影 MRI 画像
a：矢頭が軟骨欠損部，関節唇(＊)の形状は比較的保たれている．
b：骨頭の軟骨欠損部．(＊部，損傷形態が横ずれのため Hill-Sachs 損傷がこの部位にできるものと考える)

行えば90.2％でラグビーが継続可能であった．

2．前下方不安定症(いわゆる外傷性肩関節脱臼)

・Bankart 損傷(図1-b)

若年のラグビー選手はほぼ再発するため初回受傷時から手術をすすめている．当然ながら手術を希望されない場合は保存療法を選択する．アメフトや柔道などほかのコリジョンスポーツも同じ扱いであるが，サッカーや野球の場合は保存療法を第1選択としている．サッカーのフォワードプレーヤーや野球の非投球側の損傷では大きなIGHL-LC の転位にもかかわらずプレーできている症例を複数経験している．

・骨性 Bankart 損傷(図1-c)

CT で明らかである．健側も同時に撮影すると骨性 Bankart 損傷を認めるが何ら問題なくラグビーを継続していることをしばしば経験する[8]．骨性 Bankart の転位が大きくない場合には保存療法で経過をみるという選択肢もある．

・関節包断裂(図1-d)

こちらも見逃しやすい病態である．数が少ないことに加えて診断自体も難しいため，初回受傷時には保存療法を選択してしまうことが多い．再受傷時には手術をすすめている．

・HAGL 損傷(図1-e)

見逃しやすい病態であるが，受傷後早期にMRA を施行すると診断可能なことが多い．当初はもしかしてとは思いながら自信なく関節唇損傷がないため保存療法で様子をみることが多かったが，復帰後すぐに再受傷することを経験した．再発のリスクがとても高いため[9]，今は HAGL 損傷を見つけたらすぐに手術をすすめるようにしている．

・GLAD(Glenolabrum articular disruption)損傷(図3)

関節窩前縁の軟骨損傷を伴う IGHL-LC の破綻．上腕骨頭が脱臼すると言うより剪断力による上腕骨頭のずれと考えられるため，IGHL-LC 損傷部の骨膜の連続性が保たれていたら保存療法でも治る可能性があると考えている．実際，未発表データであるが，ラグビー選手の初回 GLAD 損傷の診断で保存療法を 7 肩に実施している．再発は2肩のみであり，5肩(71.4％)は手術なくラグビーを継続している．そのうち 3 肩は高校，大学時代に受傷し治療した結果，現在プロとして再受傷なく活躍している．

外傷性肩関節脱臼の保存療法について

1．受傷後の固定法について

asUPS の場合は受傷後に固定は必要ない．前下方不安定症において，一般的には三角巾固定などの内旋位固定がされることが多い．安静による疼

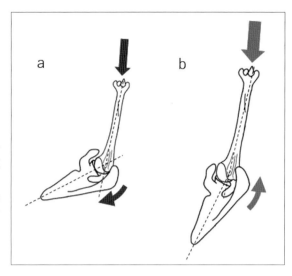

図 4.
肩甲骨の追従性による違い
　a：肩甲骨の追従が不十分な肢位では肩甲骨の power を上腕骨に伝達できず前方からの impact force に抗えない
　b：肩甲骨が十分に追従した肢位．肩甲骨 protraction の power を上腕骨に効率よく伝達でき，前方からの impact force にも十分抗うことができる．
（参考文献 14 から改変）

痛のコントロールには有用であるが，IGHL-LC 損傷の修復としてのエビデンスは全くないとされる．エビデンスのあるものとしては外旋位固定となる[10)11)]．当院でも外傷性肩関節脱臼の初回受傷時には外旋位固定を推奨している．ラグビー選手の初回外傷性肩関節脱臼に対して，内旋位固定，外旋位固定のみの場合は全例再発を認めたが，外旋位固定に加えて早期（固定開始時）からの等尺性内旋訓練と等張性外旋訓練を開始することにより再受傷率が低下した[12)]．固定期間中からのリハビリテーション介入は重要と考える．

2．リハビリテーションについて

肩関節前方脱臼はそのメカニズムを理解することにより受傷と再発を予防することが報告されている．脱臼予防には肩甲骨の安定化機能が求められ，その中でも特に「肩甲骨の追従性」と「肩甲骨の胸郭上での固定性」が最重要課題として挙げられる．

1）肩甲骨の追従性

上腕骨を後方へ運ぶような外力が働いていても，肩甲骨が上腕骨を確実に追従できていれば肩甲上腕関節に働く levering force[13)14)] を小さくすることができると考えられる．肩甲上腕関節において上肢に加わる外力に対して肩甲骨がどのように動くかも，肩関節脱臼を防ぐうえで重要な要因である．肩甲骨が上腕骨を追従する能力を向上させるために，肩甲関節窩を上腕骨軸方向に向け，ゼロポジションをとることで，肩甲上腕関節における剪断力を軽減し，肩関節にかかる外力を緩衝する働きを持つ．肩甲胸郭関節の可動性が低下するとこの緩衝作用も低下し，（外転・外旋，水平外転時に）肩甲上腕関節にかかる負担は増大するものと考えられる（図 4）．

2）肩甲骨の胸郭上での固定性

体幹の剛体化と肩甲帯の固定は肩関節の安定化を考えるうえで重要な要素である．収縮が得られていたとしても，体幹の固定と同時に肩甲帯周囲の筋が肩甲骨を胸郭に固定できているかを確認する必要がある．肩甲上腕関節の dynamic stabilizer である腱板が効率よく機能を発揮するためにも，肩甲胸郭関節の安定性は重要となる．

実際には，初診時に肩甲骨周囲筋（特に前鋸筋）の筋出力低下を伴った選手をよく経験する．長胸神経支配である前鋸筋はその作用から肩甲骨の protraction-retraction をコントロールする．上腕骨に追従し protraction した肩甲骨が前方からの衝撃を緩衝するには前鋸筋の出力が必要になる．またインパクト後の衝撃を受け止めるには体幹の剛性とその体幹に肩甲骨を固定する前鋸筋・僧帽筋・菱形筋の作用が重要であると考えている．

まずはこれらの肩甲骨周囲筋の活動を評価し，筋力が左右差のないレベルまで改善することを目標とする．

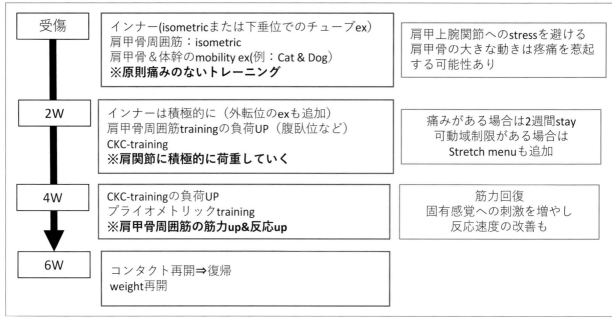

図 5. リハビリテーションフローチャート

保存療法の実際

　この項では前下方肩関節脱臼の保存療法について説明する．前上方不安定症に関しては疼痛期が短いためその部分をスキップすることが可能である．

　保存療法では受傷～復帰までの期間を 1．疼痛期，2．回復期，3．強化期に分けて説明する（図5）．各期間はおおよそ 2 週間と考えているが，選手によって疼痛が遷延する場合は 2 週間同じメニューを継続する．

1．疼痛期（受傷～2週間）

　初診時は MRA（関節造影 MRI）撮影のためのエコーガイド下関節内注射にステロイドを混ぜ炎症を抑制しているため，疼痛は軽減している患者もいるが，大半は注射後でも強い疼痛を訴える患者が多い．

　肩関節前方脱臼の主たる原因は，IGHL-LC の破綻とされている．脱臼後の理学療法は観血的治療あるいは保存療法にかかわらず，一定期間は IGHL-LC への負荷を回避するように心掛けることが重要である．よってこの疼痛期には痛みを生じないトレーニングを行う．

1）インナートレーニング：下垂位での軽負荷チューブトレーニング

⇒Inner-muscle は肩甲上腕関節の Dynamic stabilizer として重要な筋であるが，受傷直後は AMI（関節因性筋抑制）により筋出力が低下している可能性が高い．よってこの時期は軽負荷のチューブを用いて強化でなく再教育目的で行う．また AIGHL（前下関節上腕靱帯）へのストレスを避けるため position は下垂位で行う（図6-a）．

2）肩甲骨周囲筋トレーニング：自重での isometric トレーニング

⇒初診時は肩甲骨周囲筋（特に前鋸筋）の出力が低下している選手が多い．まずは代償動作を減らし収縮を高めるためのトレーニングとして isometric トレーニングから開始する（図6-b，c）．

3）Mobility ex：肩甲胸郭関節および体幹の柔軟性 ex（例：Cat & Dog）

⇒受傷直後は上記 AMI だけでなく疼痛に対しての防御収縮も生じることが多い．これにより肩甲骨の mobility（肩甲胸郭関節）や体幹の柔軟性低下につながらぬように柔軟性のエクササイズも痛

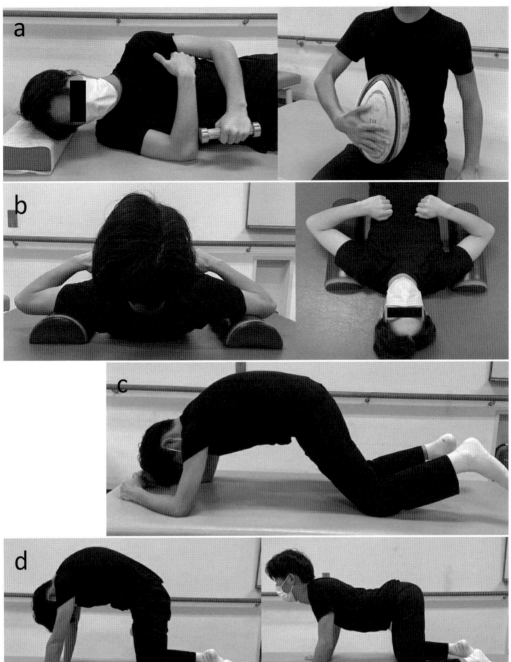

図 6. 疼痛期のトレーニング

a：インナートレーニング：側臥位(左図)や座位(右図)にて上肢下垂位で行う．負荷は軽負荷から．
b：僧帽筋トレーニング：上腕近位に支持物を設置．肩甲骨を寄せるようにして脊椎を持ち上げる．
c：前鋸筋トレーニング：Cat & Dog の Cat の姿勢を保持する．肩甲骨が protraction した状態を保持する．
d：Cat & Dog ex：ゆっくり，大きな動きで行う．

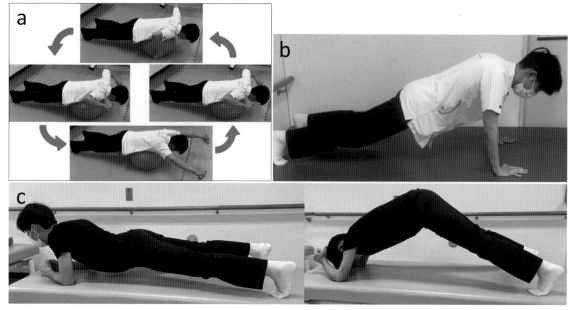

図 7. 回復期のトレーニング
a：僧帽筋とインナーマッスルのOKC-ex：1 kgダンベルでリズミカルに反復する．バランスボール上で行うことにより体幹の安定性向上も図ることができる．
b：Push-ups plus ex：通常の腕立て伏せ(push-ups)に加えて肩甲骨が十分protractionするまで上げる．積極的に行い，通常の腕立て伏せより前鋸筋の促通を促す．
c：Plank & hip lift ex：Front plankから肩関節を屈曲させる力で殿部を後上方へ引くように持ち上げる．

みの生じない範囲で行う．当院ではCat & Dog(図6-d)を「ゆっくり」&「大きく」行うよう指導している．

2．回復期(2週〜4週)

疼痛が消失もしくは自制内になったら負荷をアップする．

Inner-exに関しては肩関節ABER(外転外旋)位でのトレーニングも実施する．

この期では肩甲骨周囲筋の強化にOKC(open kinematic chain)-training(図7-a)も行うが，CKC(closed kinematic chain)exを積極的に実施する(図7-b, c)．CKC exはフィードバック・フィードフォワード制御による固有受容性感覚—中枢神経—運動器ループに起こる機能低下の改善を図ることができ[15]，肩甲骨の安定性，固定性改善だけでなくinner-muscleの強化にも有効である．中でもpush-ups ex(腕立て伏せ)は道具不要で場所と時間を選ばずに実施できるコストパフォーマンスの高いトレーニングであるうえに，トレーニングの王道であるベンチプレスと比較しても同等の効果が期待できるという報告[16]もあり積極的に実施している(図7-c)．

3．強化期(4週〜)

疼痛も完全に消失し，徒手評価で左右差を認めないレベルまで筋力が回復したらウェイトトレーニングも再開する(負荷は漸増させるように説明する)．完全復帰まではチームでのウェイトトレーニングに加えて当院で指導するリハビリテーションメニューも追加で行う．

この時期(強化期)にはプライオメトリックレーニングを積極的に取り入れる．

プライオメトリックトレーニングとは，遠心性収縮直後に伸長反射により求心性収縮することで素早く強い力を出せるという性質を利用して強い力を出せるようにするトレーニングのことであり，ラグビー選手に対するプライオメトリックトレーニングと筋力トレーニングは，上肢損傷の危険因子を軽減し，パフォーマンスを向上させるのに効果的である[17]との報告もある．図8-aのplyometrics push-upsはタックル動作における体幹の剛体化と上肢での衝撃緩衝動作に似た作用を期待できるトレーニングとして積極的に導入している．

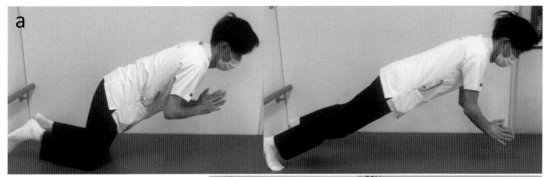
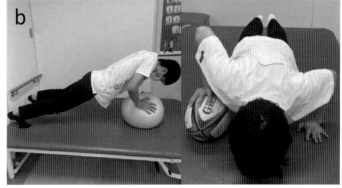

図 8. 強化期のトレーニング
a：Plyometric push-ups：左図：まずは膝つきから開始する．右図：着地動作に余裕ができたら normal push-ups で行う．
b：Unstable push-ups：バランスボールやラグビーボールなどの不安定なものの上で push-ups を実施する．

　また CKC-training として前期から行っている push-ups ex も不安定支持面での push-ups ex としてレベルアップさせる（図 8-b）．これは安定支持面での push-ups ex と比較してより強い前鋸筋の筋活動が求められ，接地面を通じて肩腱板，肩甲帯，体幹に至るまでの固有感覚を刺激し安定性の向上を図ることができるトレーニングである．

　復帰に向けては競技に応じた技術指導も重要である．ラグビーの場合は不良なタックル姿勢は受傷要因の 1 つと考えられ，タックルスキルの再教育も重要である．一度受傷した選手はタックルへの不安を訴えることが多い．また実戦から一定期間離脱していることも不安を助長する一因である．これらを少しでも払拭するために，復帰前には，当院所属のラグビー帯同経験豊富なアスレチックトレーナがハンドダミーを用いた練習を行いタックルスキルのチェックも行っている．野球の場合は帰塁のテクニックなどの指導を行っている．

保存療法の限界

　肩関節前方脱臼の保存療法の限界について「病態としての限界」「スポーツ種目としての限界」「実際のリハビリテーションにおける限界」の 3 つの観点があるが，これらは混ざり合っていることが多く，個々の症例に対して個別に対応していく必要がある．

1．病態としての限界

　前述の通り肩関節前方脱臼には様々な病態がある．SLAP を含む前上方の不安定症はステロイド注射とリハビリテーションで 90.2％がプレーを継続しているが，前下方不安定症の中でも転位を伴う Bankart 損傷や骨性 Bankart 損傷に関しては，保存療法には限界があり，当院では初回脱臼でも手術をすすめている．このように適切な診断に基づいて，保存療法を選択するか否かが重要で

あるが，手術をした場合にスポーツシーズンに全く出場できない場合には保存療法で対応せざるを得なくなる．

保存療法を行ううえで，損傷部位やその程度により疼痛や筋力低下などの症状も異なる．リハビリテーションを行う際は，損傷部位に負荷をかけないよう配慮しながらリハビリテーションを進めるが，トレーニングで疼痛が出現すると代償動作につながり，効果的な強化ができない．疼痛の出現しない方法を選択する必要がある．そのためには的確な診断と損傷部位の特定に基づいてリハビリテーションを行うことが，保存療法の有効性につながると考えている．

2．スポーツ種目としての限界

コンタクトスポーツであるラグビーは，激しいボディコンタクトが特徴であり，プレイヤーは肩関節に対して強い力学的負荷が反復して加わるため，ラグビーにおいてハイパフォーマンスを発揮するためには肩関節の高度な安定性が必要である．他のスポーツ種目と比較すると，プレーに復帰するためには体幹の剛体化・肩甲胸郭関節の安定性・肩腱板機能のすべてにおいて，ハイレベルにまで回復する必要がある．また肩関節に不安定性を残した状態でプレーすることは，パフォーマンスのみならずメンタル面にも大きな影響を与える．望月は「脱臼を経験するとタックルに対する恐怖感が強くなり，それによってタックルスキルの向上が妨げられ，再脱臼の要因となるといった悪循環が引き起こされる．」と述べている[18]．リハビリテーションを行うことで「疼痛」や「筋力低下」を改善することができても，「恐怖感」を改善することが容易でない点はラグビーという競技における限界と言えるであろう．

3．実際のリハビリテーションにおける限界

リハビリテーションを進める中で肩甲骨周囲筋の筋力回復が芳しくない症例は保存療法の限界と考えている．前述の通り，僧帽筋下部線維と前鋸筋の筋力はラグビー選手がプレーするうえで重要な要素であり，特に前鋸筋筋力は肩甲骨の安定性に大きく関与する重要な因子として，当院では積極的にトレーニングを行っている．Inner-muscleは疼痛軽減後に改善する症例が多いものの，前鋸筋は疼痛軽減後も筋力回復が遅延する症例も存在する．前鋸筋の筋力低下により肩甲骨の安定性が得られない症例はトレーニングを満足に行うことができず，時にはトレーニングでも「疼痛」や「ずれた感じ」を再発する症例も散見する．肩甲骨の安定化をいかに獲得するかが特に重要と考えている．

参考文献

1) Owens BD, et al：The incidence and characteristics of shoulder instability at the United States Military Academy. *Am J Sports Med*, 1168-1173, 2007.

2) Robinson CM, Dobson RJ：Anterior instability of the shoulder after trauma. *J Bone Joint Surg Br*, 86(4)：469-479, 2004.

3) Robinson CM, et al：Functional outcome and risk of recurrent instability dislocation in young patients. *J Bone Joint Surg Am*, 88(11)：2326-2336, 2006.

4) Lu Y, et al：Return to play and performance after shoulder instability in National Basketball Association athletes. *J Shoulder Elbow Surg*, 29(1)：50-57, 2020.

5) Okoroha KR, et al：Return to play after shoulder instability in National Football League athletes. *J Shoulder Elbow Surg*, 27(1)：17-22, 2018.

6) Kuratani K, et al：Accuracy of shoulder joint injections with ultrasound guidance：Confirmed by magnetic resonance arthrography. *World J Orthop*, 13(3)：259-266, 2022.

7) 田中誠人ほか：ラグビー選手における前上方不安定性に起因する肩痛の診断・治療成績. 肩関節, 46(2)：295-299, 2022.
Summary 肩のずれ感があっても保存療法で治る病態の報告.

8) Nakagawa S, et al：Unrecognized glenoid fracture in opposite shoulders with symptomatic anterior instability. *J Orthop Sci*, 29(1)：122-127, 2024.

9) Longo UG, et al：Humeral avulsion of the gleno-

humeral ligaments：A systematic review. *Arthroscopy*, **32**(9)：1868-1876, 2016.

10) Itoi E, et al：Immobilization in external rotation after shoulder dislocation reduces the risk of recurrence：A randomized controlled trial. *J Bone Joint Surg Am*, **89**(10)：2124-2131, 2007.

11) Itoi E, et al：Long-term effect of immobilization in external rotation after first-time shoulder dislocation：an average 18-year follow-up. *J Shoulder Elbow Surg*, **31**(3)：601-607, 2022.

12) Hanai H, et al：Early muscular training and immobilization in external rotation could reduce the recurrence rate in first-time shoulder dislocators among young rugby athletes. *J Shoulder Elbow Surg*, 2024.[under submission]

13) Maki N, et al：Video analysis of primary shoulder dislocations in rugby tackles. *Orthop J Sports Med*, **5**(6), 2325967117712951, 2017.
Summary ラグビー選手がタックルの際に脱臼するメカニズムを動画を用いて解析し詳細に解説している.

14) 望月智之：ラグビーにおける肩関節不安定症. 臨スポーツ医, **32**(1)：2-5, 2015.

15) 井原秀俊：関節トレーニング―神経運動器協調訓練― 改訂第2版, 協同医書出版社, 1996.

16) Calatayud J, et al：Bench press and push-up at comparable levels of muscle activity results in similar strength gains. *J Strength Cond Res*, **29**(1)：246-253, 2015.

17) García-Suarez M：Improved shoulder stability through plyometric, proprioceptive and strength exercises in rugby players. A randomized clinical trial. *Journal of men's Health*, **17**(2)：127-134, 2021.

18) 望月智之：コンタクトアスリートにおける外傷性肩関節不安定症. 臨スポーツ医, **25**(7)：701-707, 2008.

特集／肩関節障害に対する機能評価からの治療戦略

腱板断裂のリハビリテーション
―保存加療から術後後療法を含めて―

横矢　晋*

Abstract　肩腱板断裂は変性を基盤として生じるとされており60歳以上の高齢者にしばしば見られるが，約6割が無症候性と言われておりリハビリテーションを中心とした保存加療が重要であるため，まずは症候性を無症候性に持っていくための運動療法について解説する．保存加療に抵抗する症候性腱板断裂には手術療法が選択されるが，修復可能なものと不可能なもので手術方法が異なる．修復可能な腱板断裂の場合，術後再断裂を防ぐために比較的管理された後療法が重要となり，術後外固定の方法や経過とともに徐々に促進していく運動療法について解説する．修復不能な腱板断裂の場合にはリバース型人工肩関節置換術が適応となるが，その場合腱板修復を行った場合と比べて早い段階での外固定除去や自動訓練が開始可能である．

Key words　腱板断裂(rotator cuff tear)，鏡視下腱板修復術(arthroscopic rotator cuff repair)，リバース型人工肩関節置換術(reverse shoulder arthroplasty)，リハビリテーション(rehabilitation)，外転装具(abduction brace)

はじめに

　肩腱板断裂は60歳以上の高齢者に見られる疾患であり，変性を基盤として生じるとされている[1]．エコーを用いた住民健診による疫学研究によると腱板断裂と診断された人の約6割は無症候性もしくは日常生活に支障がない程度の疼痛のみ[2]であり，このことは腱板断裂がある人が必ずしも症状を呈するとは限らないことを示唆している．実際，Kijimaらは腱板断裂に対して注射やリハビリテーションなどの保存加療を行った群を平均13年経過後に疼痛および日常生活動作に関して比較したところ，約90％で疼痛が消失し約70％に日常生活に支障がなかったことを報告しており[3]，ここに保存加療の重要性が示されていると言える．本稿では腱板断裂についての基本事項を解説し，その保存加療としてのリハビリテーションの方法について解説する．また保存加療で限界を迎えた場合の当院における手術治療を説明し，その術後リハビリテーションについても説明する．

腱板断裂

　腱板とは肩甲下筋，棘上筋，棘下筋，小円筋の4つが上腕骨小結節および大結節に骨頭を取り囲むように付着する腱性部分のことを指し(**図1**)，肩峰の下を潜り抜けるように走行する棘上筋単独断裂が最も多く(**図2-a**)，肩甲下筋断裂を含む前上方断裂，棘下筋断裂を含む後上方断裂，肩甲下筋，棘上筋，棘下筋とも断裂する3腱断裂のほか，肩甲下筋単独断裂にもしばしば遭遇する．肩甲下筋が断裂している場合小結節外側を走行する上腕二頭筋長頭腱(LHB)は高率に損傷もしくは内側脱臼を認め，肩甲下筋断裂がなくても後上方断裂の場合はLHBが扁平化して，いわゆるhourglass

---

* Shin YOKOYA，〒730-8518　広島県広島市中区基町7-33　広島市立広島市民病院整形外科，主任部長

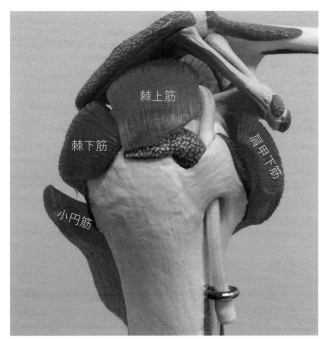

図 1. 腱板
右肩外側から見ている様子

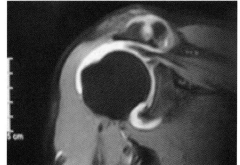
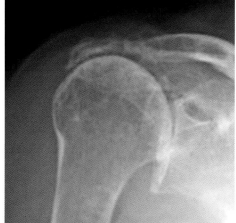
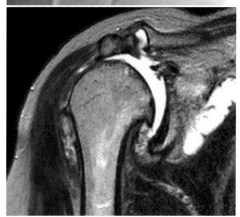

図 2.
腱板断裂の画像
　a：棘上筋断裂の MRI
　b：Cuff tear arthropathy の X 線
　c：広範囲断裂の MRI

sign を認めることも多い[4]．小円筋が断裂する症例は cuff tear arthropathy になるような severe な症例以外にあまり見受けられない．腱板の役割として肩を動かす動作筋の役目があり，特に棘下筋と小円筋は肩を外旋させる作用がある数少ない筋であるためこれらが断裂すると自動外旋は不可能となる．そのほか棘上筋は外転作用，肩甲下筋は内旋作用があるが，ほかにも外転筋である三角筋や内旋筋である大胸筋，広背筋などがあるため，それらが断裂したからといってすぐに外転や内旋が不可能となることはない．腱板の重要な働きとして骨頭を関節窩に引き付けて肩甲上腕関節を安定化させるというものがあり，腱板が断裂することによりこの作用が減少する．棘上筋～棘下筋が断裂すると骨頭は三角筋の作用で上方に引き上げられて肩峰下インピンジメントが発生しやすくなり，肩甲下筋が断裂すると前方への不安定性が発生する．断裂サイズが大きくなりこの不安定性が持続したまま上肢を動かしていると，次第に骨頭が変形して二次性の変形性肩関節症である cuff tear arthropathy となる（図 2-b，c）．

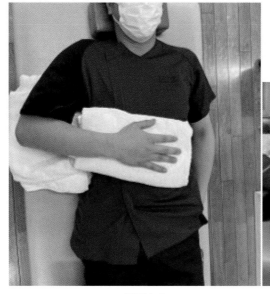 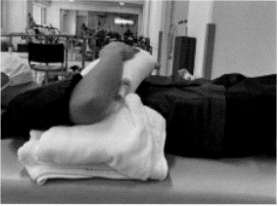

a．正面から　　　　　　　　　　　　　　b．側面から
図 3．疼痛が出にくい寝方の一例
肘の下に枕を置き，胸と前腕の間にもタオルなどを置く．

保存療法

急性期には炎症が強いため消炎鎮痛処置が中心に行われる．また寝る時に痛みが出やすいので，肩が伸展しないように患側肘の下に枕をはさみ，なるべく患側を下にしないように寝るなどの痛みが出にくい寝方を指導する(図3)．

急性炎症が和らいできたら肩関節機能改善訓練を始めるが，残存する腱板に対する筋力トレーニングと肩甲骨周囲筋のトレーニングが中心となる．具体的には，内外旋を中心としたカフトレーニングを指導する(図4-a, b)とともに，菱形筋や僧帽筋中部および下部，前鋸筋の筋力増強訓練も併せて指導する(図4-c〜e)．比較的若い患者の場合は写真のように1kg程度のダンベルを持たせることもあるが高齢者の場合は疼痛増悪を懸念し自重のみで行う．カフトレーニングは腱板断裂により上昇した骨頭を引き下げることを目的とし，菱形筋と僧帽筋のトレーニングは肩甲骨の内転や下制を促し早期の上方回旋を抑制させ，前鋸筋を鍛えることで肩甲骨の後傾を促して腱板と肩峰の間のインピンジメントを発生させないことを目的としている．一方で三角筋を鍛え過ぎると上腕骨頭の上方化を助長させ，僧帽筋上部を鍛え過ぎると肩甲骨の上方回旋が妨げられる可能性があるため控えるべきである．

また疼痛が長引くと肩関節拘縮を合併することもあるため，三角筋，僧帽筋，広背筋，大胸筋といった比較的大きな筋を徒手的に mobilization する．また大胸筋深層に走行する小胸筋が拘縮すると肩甲骨が前傾外転してしまうため，この部位の徒手的なマッサージは重要である(図5)．

手術療法

断裂サイズが比較的小さいものは低侵襲な鏡視下腱板修復術が適応となる．広く行われているのは結節部に挿入した suture anchor を用いた suture bridge technique である(図6-a)[4]．直視下に腱板断端を大結節部に作製した骨溝に挿入して修復する McLaughlin 法が行われている施設もあ

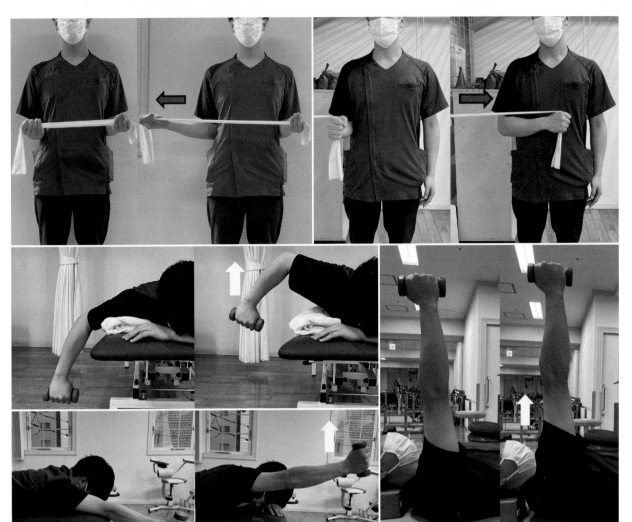

図 4. 腱板断裂に対する保存加療としてのトレーニング
a：バンドを用いた外旋筋力増強トレーニング　b：内旋筋力増強トレーニング
c：僧帽筋中部のトレーニング　　　　　　　　d：僧帽筋下部のトレーニング
e：前鋸筋のトレーニング

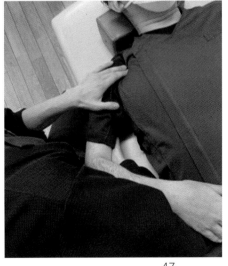

図 5.
小胸筋のマッサージ

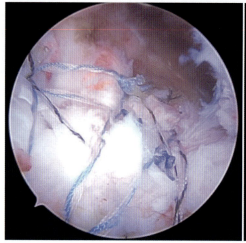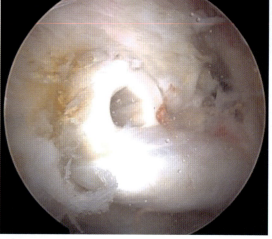

図 6. 鏡視下手術の所見　　　　　　　　　　　　　　　　　　　a｜b
a：Suture bridge による腱板修復　b：Tenodesis screw を用いた二頭筋長頭腱固定術

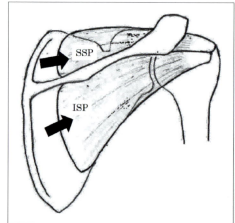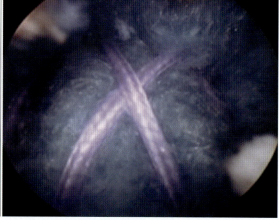

図 7. 広範囲断裂に対する手術の工夫　　　　　　　　　　　　　a｜b
a：棘上筋および棘下筋の前進術のシェーマ　b：PGA シートによる補強
（図7-a は文献4 より許可を得て転載）

る．上腕二頭筋長頭腱(LHB)が部分損傷あるいは脱臼している場合には65歳未満には結節間溝下方の大胸筋付着部の上方に tenodesis screw を用いた腱固定術を行っている(**図 6-b**)が，65 歳以上の場合は腱切離術としている．断裂サイズが大きい場合，現在様々な治療方法の報告があるが，当院では棘上筋および棘下筋を肩甲骨体部から挙上させることにより筋腹を外側に前進させて修復を容易とさせる筋前進術に人工生体材料を用いた修復部の補強を組み合わせて行っている(**図 7-a, b**)[5]．大腿筋膜を腱板断端と大結節の間に移植する patch graft 法は以前から行われていたが，近年大腿筋膜を腱板断端ではなく関節窩上部に固定する上方関節包再建術が広く行われるようになりつつある[6]．そのほか，広背筋移行術，棘下筋回転移行術や小径の人工骨頭で置換した後で小さくなった骨頭を残存腱板や各種腱移行術で修復する方法の報告がある[7]．

近年本邦においても広範囲腱板断裂やcuff tear arthropathy 症例に対してリバース型人工肩関節

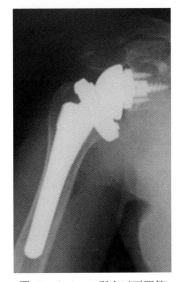

図 8. リバース型人工肩関節置換術後のX線

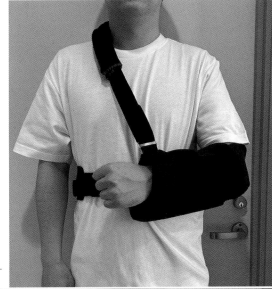

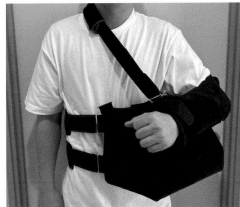
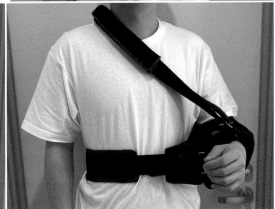

図 9. 術後外転装具
a：比較的小さい断裂の術後外転装具
b：広範囲断裂術後の外転装具　c：L'Episcopo法を追加したリバース型人工肩関節置換後の装具

置換術（RSA）が広く行われるようになっている（**図8**）[8]．RSAを挿入することで回転中心の内方化による三角筋レバーアームの延長，上腕骨が遠位に延長されることによる三角筋緊張の回復により，腱板の機能がなくても三角筋の作用のみで上肢の挙上が可能となる画期的なシステムである．合併症として上肢延長に伴う腕神経叢刺激症状の出現や肩峰疲労骨折などがしばしば発生する．またRSAを行っても外旋機能はほとんど改善が見られないとされており，挙上時に外旋が不能（combined loss of active elevation and external rotation；CLEER）な症例に対しては内旋筋である広背筋腱を上腕骨後方に移行することにより外旋再建を行うL'Episcopo法が追加されることもある[9]．

術後リハビリテーション

1．外固定

当院では比較的小さい断裂で通常の鏡視下腱板修復術が行われた場合，小さい軟性外転装具を装着している（**図9-a**）が，筋前進術が必要な広範囲断裂の場合は大きい軟性外転装具を装着している

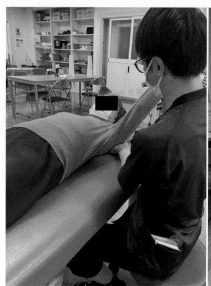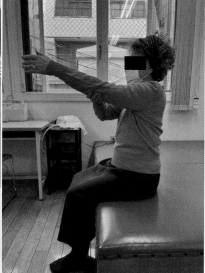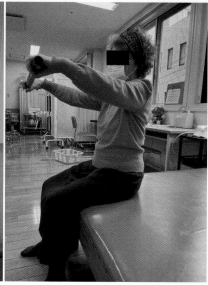

図 10. 腱板術後のリハビリテーション　　　　　　　　　　a｜b｜c
　　a：仰臥位での自動介助挙上運動
　　b：健側上肢を用いた自動介助挙上運動
　　c：棒を用いた自動介助挙上運動

（**図 9-b**）．小さい装具の場合は術後 4 週で三角巾に移行するが，大きい装具の場合は 4 週で小さい外転装具に変更し，術後 6 週で三角巾に移行するようにしている．夜間の装具装着は術後 3 か月継続してもらっている．

RSA 後も同様に小さい軟性外転装具を装着するが，L'Episcopo 法を行った場合は内外旋中間位で固定する（**図 9-c**）．

リハビリテーションメニュー

1．腱板修復後

術後翌日から，肘以下の ROM 訓練を許可するが，tenodesis を行った場合のみ術後 3 週間肘の ROM を制限している．

肩の肩甲骨平面（scaption）での 90°までの他動挙上運動をすべての症例で術後 1 週から開始する．通常の外転方向の運動は肩甲上腕関節にとって水平伸展が入るため術後早期の運動として好ましくない．小さい断裂の場合は scaption での 90°までの自動介助運動を術後 4 週から，角度制限のない scaption での自動運動を 6 週から開始するが，当初は重力のかからない仰臥位で開始する（**図 10-a**）．自動介助運動には健側上肢や棒を用いる自主トレーニングを行うこともすすめている（**図 10-b，c**）．大きい断裂の場合は自動介助運動以下を 2 週間遅らせ，さらに 90°以上の自動挙上は術後 8 週以降としている．回旋運動は術後 2 週から軽度外転状態で 15°程度の他動内外旋を開始し，術後 4 週から下垂位での内外旋中間位までの外旋運動を開始し，術後 6 週から自動外旋を free とする．大きい断裂では下垂での外旋訓練以下を 2 週遅らせるのは先ほどと同様である．水平内外転や伸展内旋運動は術後 3 か月を過ぎてから行うようにしている．ちなみに従来よく行われていた pulley を用いた滑車運動は術後再断裂をきたすことがあるので行うにしても術後 3 か月以降としている．

筋力訓練は術後 3 週から三角筋の等尺性筋力訓練を開始し，術後 6 週から腱板構成筋の等尺性筋力訓練を許可する．術後 3 か月以降に等張性筋力訓練を開始している．

スポーツや重労働などは術後 6 か月以降で許可する．

2．RSA 後

肩甲下筋を修復した場合は術後早期から肘以下の ROM 訓練から開始し，術後 1 週から他動挙上

運動および三角筋等尺性訓練を許可する．術後3週から自動介助運動を，4週から三角巾に変更して外旋0°までのROMを許可し，6週で装具を除去してすべての自動ROMを許可する．術後3か月以降で等張性筋力訓練を開始する．

肩甲下筋が修復できなかった場合は，当初から痛みのない範囲ですべてのROM訓練を許可しており，痛みの残存の程度にもよるが外固定は2週間程度で除去している．

L'Episcopo法を行った場合でも術後早期から外旋位を保った状態での肘以下のROMを開始するが，術後1週から外旋0°以上を保持した状態での上記と同様のメニューを開始する．自動内旋運動は術後4週から開始し，術後6週で三角巾に移行し他動内旋運動へと移行する．等尺性訓練は術後3週から，等張性訓練は術後3か月から開始する．

終わりに

腱板を修復した場合は再断裂を起こさないことが大事であり，そのための患者教育が大事である．再断裂の危険動作には肩すくみ(shrug)動作があるが，装具装着による肩周囲の違和感からかよく見られる動作である．これを極力させないように指導するとともに，リハビリテーション時に装具を外した時に肩甲骨周囲筋の筋緊張を和らげてあげるような徒手的なマッサージを行う．このように徹底したリハビリテーションを行ったとしても小さい断裂では約5％程度，広範囲断裂で筋前進術などを併用したとしても20％程度は再断裂することを患者に十分説明することが重要である．

謝　辞

本論文を作成するにあたり，写真の撮影でご協力いただきました医療法人社団楓会　林病院の皆様に感謝申し上げる．

文　献

1) Codman EA：The Shoulder. Thomas Todd Co, 216-224, 1934.
   Summary 棘上筋の変性は血流の乏しい大結節付着部の約1cmの部位の関節包側から生じる．

2) Yamamoto A, et al：Factors involved in the presence of symptoms associated with rotator cuff tears：a comparison of asymptomatic and symptomatic rotator cuff tears in the general population. *J Shoulder Elbow Surg*, 20：1133-1137, 2011.
   Summary 腱板断裂は年齢とともに頻度が増加するが，すべての年齢において60％は無症候性断裂である．

3) Kijima H, et al：Long-term follow-up of cases of rotator cuff tear treated conservatively. *J Shoulder Elbow Surg*, 21：491-494, 2012.

4) Yokoya S, et al：Outcomes of arthroscopic rotator cuff repair with muscle advancement for massive rotator cuff tears. *J Shoulder Elbow Surg*, 28：445-452, 2019.

5) Yokoya S, et al：Arthroscopic rotator cuff repair with muscle advancement and artificial biodegradable sheet reinforcement for massive rotator cuff tears. *Orthop J Sports Med*, 8：2325967120960166, 2020.

6) Mihata T, et al：Clinical results of arthroscopic superior capsule reconstruction for irreparable rotator cuff tears. *Arthroscopy*, 29：459-470, 2013.

7) Urita A, et al：A combination of subscapularis tendon transfer and small-head hemiarthroplasty for muff tear arthropathy：a pilot study. *Bone Joint J*, 97-B：1090-1095, 2015.

8) Vanhove B, et al：Gerammont's reverse shoulder prosthesis for rotator cuff arthropathy. A retrospective study of 32 cases. *Acta Orthop Belg*, 70：219-225, 2004.

9) Boileau P, et al：Reversed shoulder arthroplasty with modified L'Episcopo for combined loss of active elevation and external rotation. *J Shoulder Elbow Surg*, 19：20-30, 2010.

特集／肩関節障害に対する機能評価からの治療戦略

多方向性肩関節不安定症の理学療法
―評価と運動療法，その限界―

野口　悠*

Abstract　多方向性肩関節不安定症に対する運動療法について言及し，さらに手術が考慮される症例や術後の後療法について述べる．多方向性肩関節不安定症に対するリハビリテーションとして，Watson Instability Program について触れる．評価に基づく系統的なアプローチであり，数少ないランダム化比較試験で有効とされたエビデンスの高い報告である．また，当院で行っている胸郭に着目したアプローチを紹介する．

Key words　非外傷性肩関節不安定症(atraumatic shoulder instability)，多方向性肩関節不安定症(multidirectional shoulder instability)，機能訓練(exercise)，肩甲骨(scapula)，胸郭(thorax)

はじめに

1980年Neerら[1]は，非外傷性の下方を含む前方あるいは後方，2方向以上の不安定性を多方向性肩関節不安定症(multidirectional shoulder instability；MDI)と定義した．診断には，X線画像所見や理学所見(Sulcus sign, anterior apprehension test, posterior jerk testなど)が用いられる．不安感や痛み，運動障害などの臨床症状を伴う脱臼もしくは亜脱臼を認め，スポーツや仕事，日常生活に至るまで影響を及ぼす．女性や若年者に多く，繰り返されるマイクロトラウマ，関節包の冗長性を伴う結合組織異常，筋活動や肩甲骨運動異常が発症要因として指摘されている[2)〜5)]．しかしながら現在も，病態の定義や診断の基準において標準化されていない部分が存在する．様々な視点から分類されているため，それぞれの定義を把握する必要がある．

MDI症例に対する保存的治療について

MDI症例の上肢挙上時の運動学的特徴として，肩甲骨上方回旋角度の低下が報告されている[6)]．肩甲上腕関節の問題だけでなく，肩甲胸郭関節が影響する可能性が示唆され，他関節を考慮した治療計画を立案することが必要と考えられる．MDIの保存的治療におけるリハビリテーションでは回旋筋腱板，三角筋の強化により上腕骨頭と臼蓋の適合性を改善し，亜脱臼を抑制することで肩関節機能を回復させることが目的となる．さらに肩甲骨運動異常(Scapula Dyskinesis)は，肩甲骨運動とアライメントに対して，肩甲骨周囲筋に対するアプローチが行われる．多方向性肩関節不安定症に対する運動療法は，動的安定化機構の機能改善に寄与し，症候性を無症候性に移行できる可能性がある．

MDIに対する手術療法について

MDIの253例に初期治療として保存療法を選択

---

* Yu NOGUCHI，〒142-8555　東京都品川区旗の台1-5-8　昭和大学保健医療学部リハビリテーション学科理学療法学専攻，講師／昭和大学病院リハビリテーションセンター

した症例のうち52例(21％)が手術を要したと報告されている[7]．保存的治療に対して効果を示さない場合，手術療法（関節包縫縮術，腱板疎部縫合術など）が選択される．構造的な修復および，関節包の容積を減少させることによって受動的な支持性を高め，安定性が得られる．2方向までの不安定性に対しての手術療法は良好な成績が期待できるが，3方向に不安定性がある場合は治療に難渋し，機能面以外にも心因性の要素や遺伝子疾患の関与の可能性がある[8]．様々な要素を加味して治療することが必要であるが，現状では治療法の確立には課題が残されている．

後療法は概ね4～6週間の装具固定の後，修復組織へのストレスを考慮した保存療法と同様の内容で行われていることが多く見受けられる．術後6週から自動運動を開始し，10～12週を目途に全可動域の獲得が目標となる[9]．しかしながら，術後のリハビリテーションに関しては，プログラムの内容や時期の記載が不十分であり，今後さらなる報告や検討が必要な部分である．また，過去の報告から3か月～1年程度の保存療法を行い，個人の背景や目標を考慮しながら，手術を検討する必要がある．手術を検討すべき症例は，動的安定化機構の回復を制限するような位置性の不安定性がある．もしくは，動的安定化機構の回復がなされても位置性の不安定性が残存する症例になると考えている．

MDIに対する運動療法のエビデンスについて

2016年には，MDIにおける運動療法と外科的治療の効果を分析したレビューが報告された[10]．手術療法は肩関節機能とスポーツへの復帰を改善した一方で，運動療法は肩関節不安定性(Rowe score)と患者満足度を改善した．MDIに対しては，治療の第1選択として保存的治療が選択されることが多いが，まだ十分なエビデンスがあるわけではない．現在，MDIに対する運動療法の効果に関するレビューが進行している[11]．今後も検討を重ねていくべき課題である．MDIに対するリハビリテーションとしては，数少ないランダム化比較試験で有効とされたWatson Instability Program(WIP[1])[12)13]が挙げられる．評価に基づき，6つの段階に分けられた系統的なアプローチとなっている．

多方向性肩関節不安定症に対する機能評価について

肩甲骨運動異常と上腕骨頭運動異常に対して，徒手的な評価を行う．主に安静時や運動時の肩甲骨下方回旋・下制位や肩甲骨内旋(Winging)に対して，徒手的に肩甲骨位置の修正を行い，症状の軽減を確認する（図1-a）．次に上腕骨頭運動異常に対して，徒手的に制止し，症状の軽減を確認する．上腕骨頭の後方変位に関しては，自動屈曲運動や水平屈曲運動を行わせ，その際に後方から上腕骨頭の後方変位を制動する（図1-b）．上腕骨頭の前方変位に関しては，自動外転運動，外転位もしくは下垂位とし等尺性に外旋運動を行わせ，その際に前方から上腕骨頭の前方変位を制動する（図1-c）．機能評価の結果，症状の軽減，可動域の拡大，筋出力の向上が認められれば，徒手的な誘導がない状態でも運動が可能となることが目標となる．

Watson Instability Program(WIP[1])の各ステージにおける目的と運動療法について

Stage 1　肩甲骨の安定性と肩甲骨面挙上0～45°の制御

肩甲骨の運動制御の再獲得が主要な目的であり，最も重要な部分である．主にチューブを用いて肩甲骨の上方回旋と挙上，後傾に対する運動療法を行う（図2）．肩甲骨上方回旋運動により，肩甲上腕関節周囲筋の長さ-張力関係が改善し，Sulcus test(下方変位)の減少に寄与する．肩甲骨上方回旋に関する筋群の筋活動を高くするため，20～30°の肩甲上腕関節軽度外転位で行うことが推奨される．大胸筋の活動などにより上腕骨頭の前方変位が生じやすいため，内旋運動は最後に行う．

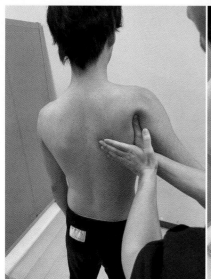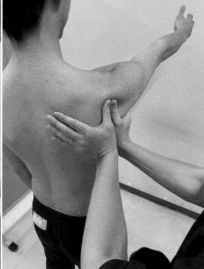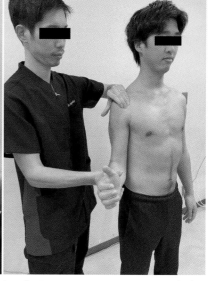

図 1. 肩甲骨位置の修正と上腕骨頭運動異常に対する修正
a：肩甲骨上方回旋・挙上介助下での評価
b：屈曲運動に対する上腕骨頭の後方変位を抑制しながらの評価
c：下垂位外旋運動に対する上腕骨頭の前方変位を抑制しながらの評価

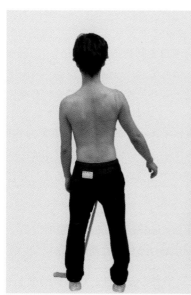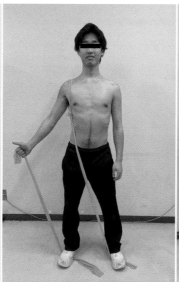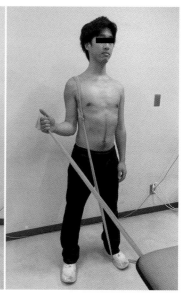

図 2. 肩甲骨上方回旋・挙上・後傾に対する抵抗運動と肩甲骨面挙上・下垂外旋運動に対する抵抗運動
a：肩峰にかかるようにチューブを巻き，対側下肢で固定する．チューブに抵抗するように肩甲骨上方回旋・挙上・後傾方向への運動を行う．
b：aのチューブを巻いた状態で，肩甲骨面挙上運動に対する抵抗運動を行う．
c：同様にaのチューブを巻いた状態で，下垂外旋運動に対する抵抗運動を行う．

Stage 2　肩甲上腕関節後方筋群の強化

挙上運動の準備が目的となる．上腕骨頭の後方変位を防ぐために肩関節後方の筋群の運動療法を行う．外旋・伸展運動は，三角筋後部線維や棘下筋，小円筋の活動が高くなるため，上腕骨頭の後方変位を制御することが可能となる．主に側臥位での外旋運動，三角筋後部線維の強化を行う（**図 3**）．

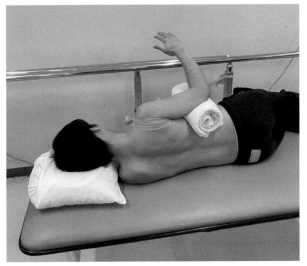

図 3. 肩甲骨に対する抵抗運動を負荷した状態での側臥位外旋運動

肩甲骨に対する負荷をかけながら外旋運動行う．肩甲上腕関節が内転位になる場合は，上腕遠位部にタオルをおいてポジショニングする必要がある．負荷は自動運動，チューブを用いた抵抗運動，重錘を用いて負荷量を上げていく．

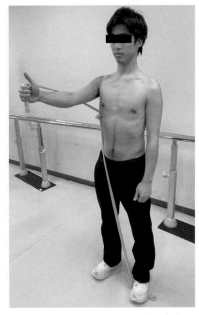

図 4. 肩甲骨に対する抵抗運動を負荷した状態での肩関節屈曲抵抗運動

肩甲骨上方回旋，外転運動に寄与する前鋸筋の筋力強化を図る．

Stage 3　0〜45°の矢状(屈曲)面の制御

屈曲運動の制御を確立することが目的となる．肩甲骨の上方回旋に重要な前鋸筋の機能訓練を行う．前方に手を伸ばすようにし，前鋸筋に対するアプローチを行う(図4)．

Stage 4　45〜90°矢状(屈曲)・前額(外転)面の制御

上腕骨頭の後方変位が生じている場合は，前額面から矢状面へと行う．前額面上での外転位外旋運動から開始し，その後内旋運動を行う．上腕骨頭の前方変位が生じている場合は，矢状面から前額面へと行う(図5)．

Stage 5　三角筋の強化

肩甲帯周囲筋，回旋筋腱板の十分な強化を図った後，三角筋前部線維，三角筋中部線維，三角筋後部線維に対して，筋力強化を図る．セラバンドから重錘を使用し，さらに負荷をかける(図6)．

Stage 6　スポーツ動作の獲得

ここでは詳細を割愛するが，各種スポーツの動作を部分的に行い，その後段階的に連続的な動作につなげて行う．不適切な運動パターンを変更するために，1日3回，20回の繰り返し(5秒保持する)を1〜2セットを目安に行われる．負荷量に関しては，自重での運動が可能になったら，セラバンド，重錘を用いて段階的に負荷をかける．また，中枢神経において運動再編成が行われると近年報告されており，今後の治療介入において重要なポイントになる可能性がある[14]．

MDI症例に対する胸郭に着目した
アプローチについて

WIP[1]では，主に肩甲胸郭関節に焦点が当てられていた．しかしながら，肩甲胸郭関節の機能障害に対してアプローチを行っても効果が表れない症例を経験する．肩甲骨の土台となる胸郭に着目し，我々はMDI症例の上位胸郭運動が有意に減少していたことを報告した[15]．他部位の要因で不安定性を助長している場合，肩甲上腕関節，肩甲胸郭関節の機能訓練に先立ち運動療法を行う必要があると考えている[16]．胸郭の機能評価を行った後，必要な対象者に対して胸郭に対する運動療法を行う(図7)．

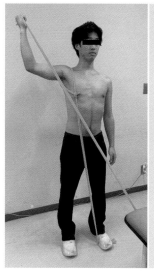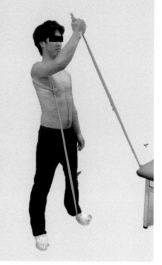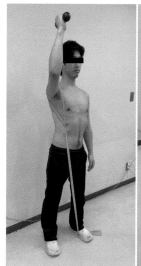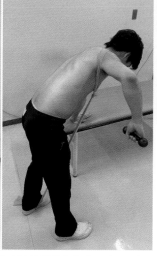

図 5. 肩甲骨に対する抵抗運動を負荷した状態での肩甲上腕関節挙上 90°位での回旋抵抗運動　a｜b
　a：肩甲上腕関節外転 90°での外旋運動を行う.
　b：肩甲上腕関節屈曲 90°での外旋運動を行う.

図 6. 肩甲骨に対する抵抗運動を負荷した状態でのダンベルを用いた抵抗運動　a｜b
　a：肩甲上腕関節屈曲 90°以上での屈曲に対する抵抗運動を行う.
　b：肩甲上腕関節外転 90°での水平伸展に対する抵抗運動を行う.

さいごに

非外傷性肩関節不安定症における多方向性肩関節不安定症は，病態や診断の基準，分類において標準化されていない部分が存在する．そのため，体系的なリハビリテーションを含めた治療が確立されていないのが現状であるが，近年報告がなされてきている．個々に合わせた機能評価，運動療法，再評価を行い，その対象者にあった治療法を選択し，治療を行う必要がある．

文　献

1) Neer CS, et al：Inferior capsular shift for involuntary inferior and multidirectional instability of the shoulder. A preliminary report. *J Bone Joint Surg Am*, **62**：897-908, 1980.
2) Yamaguchi K, et al：Management of multidirectional instability. *Clin Sports Med*, **14**：885-902, 1995.
3) An YH, et al：Multidirectional instability of the glenohumeral joint. *Orthop Clin North Am*, **31**：275-283, 2000.
4) Schenk TJ, et al：Multidirectional instability of the shoulder：pathophysiology, diagnosis, and management. *J Am Acad Orthop Surg*, **6**：65-72, 1998.
5) Bahu MJ, et al：Multidirectional instability：evaluation and treatment options. *Clin Sports Med*, **27**：671-689, 2008.
6) Ogston JB, et al：Differences in 3-dimensional shoulder kinematics between persons with multidirectional instability and asymptomatic controls. *Am J Sports Med*, **35**：1361-1370, 2007.
7) Longo UG, et al：Multidirectional Instability of the Shoulder：A systematic review. *Arthroscopy*, **31**(12)：2431-2443, 2015.
8) 西中直也：非外傷性肩関節不安定症に対する手術療法. *MB Orthop*, **36**(12)：59-68，2023.
9) Şahin K, et al：Multidirectional instability of the shoulder：surgical techniques and clinical outcome. *EFORT Open Rev*, **7**(11)：772-781, 2022.
10) Warby SA, et al：Exercise-based management versus surgery for multidirectional instability of the glenohumeral joint：a systematic review. *Br J Sports Med*, **50**(18)：1115-1123, 2016.
11) Karasuyama M, et al：Exercise for multidirectional instability of the shoulder. *Cochrane Data-*

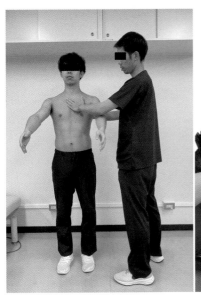
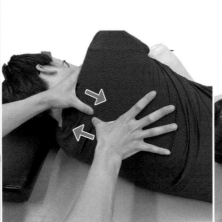
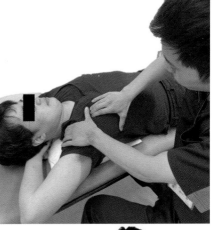

図 7.
胸郭の評価方法と胸郭に対する運動療法
　a：胸骨体を上方に徒手的に誘導し，不安定性の軽減や可動域の拡大を確認する．
　b：肋横突関節のモビライゼーション：横突起に対して肋骨の後方回旋を徒手的に誘導する．
　c：肋間筋のリラクセーション
　d：胸郭ストレッチ

base Syst Rev, 1-11, 2023.
12) Watson L, et al：The treatment of multidirectional instability of the shoulder with a rehabilitation program：Part 1, *Shoulder Elbow*, **8**(4)：271-278, 2016.
　Summary　MDI に対する評価から運動療法, 回数や負荷量に関して記載されている．
13) Watson L, et al：The treatment of multidirectional instability of the shoulder with a rehabilitation program：Part 2, *Shoulder Elbow*, **9**(1)：46-53, 2016.
　Summary　Part 1 の続きになっている．治療に関するフローチャートがあり, 対象者に段階的なアプローチを選択することできる．
14) Warby SA, et al：Effect of a physiotherapy-directed rehabilitation programme on patients with multidirectional instability of the glenohumeral joint：a multimodal interventional MRI study protocol. *BMJ Open*, **19**：1-14, 2024.
15) 野口　悠ほか：肩関節多方向不安定症例の胸郭を含めた X 線画像上の運動学的特徴．肩関節, **46**：49-53，2022．
16) 野口　悠ほか：Loose shoulder の理学療法：全身療法を中心に. *MB Orthop*, **36**(12)：59-68, 2023.

特集／肩関節障害に対する機能評価からの治療戦略

多方向性不安定症に対する機能評価からの治療戦略

高見悠也[*1]　鈴木　智[*2]　高村　隆[*3]　菅谷啓之[*4]

Abstract　非外傷性肩関節不安定症の中でも2方向以上の不安定性を有するものを多方向性不安定症という．非外傷性肩関節不安定症の治療方針としては理学療法を中心とする保存療法が効果的とされており，機能評価をもとに理学療法を展開していくことが重要となる．しかし，保存療法にて症状寛解を得られずに手術療法が必要となる症例も存在する．

Key words　多方向性不安定症(multi directional instability)，機能評価(functional evaluation)，理学療法(physical therapy)

はじめに

肩関節における不安定症とは，一般的に外傷性と非外傷性に分けられ，外傷性は明らかな外傷を起因として発症し，大部分が前方不安定症である．一方，非外傷性では後方不安定症の頻度が高く，さらに多方向性すなわち，前方，後方，下方にも不安定性を呈するものを多方向性不安定症(multi directional instability；MDI)という．

治療方針として，外傷性は反復性に移行した場合，手術療法により骨形態を含めた破綻組織の修復を原則としている．一方，非外傷性の場合は，理学療法を中心とする保存療法が効果的とされているが[1)2)]，保存療法にて症状寛解を得られずに手術療法となる症例もある．

MDIの病因と診断

MDIは2方向以上の不安定性を有する症候性の不安定肩と定義されており[3)]，MDIを含めた非外傷性肩関節不安定症の基本的な病態は，先天性あるいは遺伝的な素因により肩関節が緩い，すなわち肩甲上腕関節の関節包が広く薄いという特徴がある[4)]．しかし，肩甲上腕関節が緩い人すべてが不安定症の症状を呈するわけではなく，繰り返される微小外力や外傷を契機に発症することが多い．

理学所見としては，肩甲上腕関節の弛緩性増大のため基本的には関節可動域制限はみられないが，脱臼に対する不安感や疼痛から自動可動域に制限を呈している症例も存在し，きわめて個人差が大きい．また，不良姿勢や肩甲骨下方回旋位などの肩甲骨位置異常を呈していることが多く，肩甲上腕関節の弛緩性増大により sulcus sign(下方不安定性)，関節窩に対する上腕骨頭の求心性不良のために combined abduction test(CAT)，horizontal flexion test(HFT)が陽性となる[5)]．しかし，apprehension test(前方不安定性)で不安感を訴えることは少なく，外傷性不安定症の所見とは明らかに異なる[4)]．

[*1] Yuuya TAKAMI，〒 170-0012 東京都豊島区上池袋4-29-9　東京スポーツ＆整形外科クリニックリハビリテーション部
[*2] Satoshi SUZUKI，同
[*3] Takashi TAKAMURA，同
[*4] Hiroyuki SUGAYA，東京スポーツ＆整形外科クリニック，院長

図 1.
MDI 症例の画像所見
　a：単純 X 線バンザイ位
　上腕骨軸(破線)と肩甲骨軸(実線)が一致せず上腕骨頭の下垂を認める(矢印).

　b：MRA　ABER 位
　左図は外傷性不安定症例．Bankart 病変を認め(矢印)上腕骨頭の前方偏位がみられる．
　右図は MDI 症例．IGHL の弛緩を認め(矢印)上腕骨頭の後方偏位がみられる．

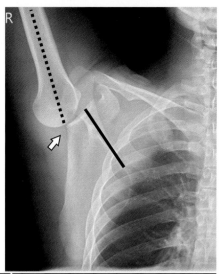
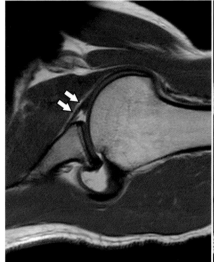
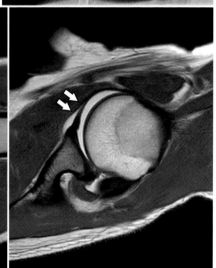

　画像所見では，単純 X 線バンザイ位にて関節窩に対して上腕骨頭が大きく下垂している場合がある．3D-CT における骨形態は正常であり，MR arthrography(MRA)にて肩関節外転外旋(abduction and external rotation；ABER)位においても外傷性不安定症のような構造的破綻を示す所見はほとんどなく，肩甲上腕関節の容積増加がみられる程度である(図1).

MDI に対する機能評価

1．機能評価を行うまえに

　MDI 症例では，不安定感や疼痛を訴える動作が症例ごとに異なるため，現病歴や既往歴などの一般的な問診に加え，不安定感が増悪または軽減する姿勢や動作を丁寧に聴取する．また，症状を悪化させる動作を実際に確認することで各症例のニードを共有することが重要である．

2．姿勢・アライメント

　MDI 症例では肩甲骨のアライメント異常が報告されており，立位および座位姿勢を観察する．健常者と比較して肩甲骨内旋が大きく[6]，上方回旋が少ないとされ[7]，不良姿勢を呈していることが多い．また，肩甲骨下方回旋位となり安静下垂位にて不安定感が助長されている場合もある(図2).

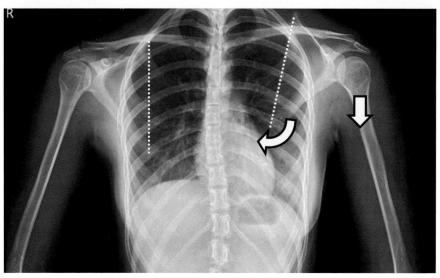

図 2. 下方への不安定感を訴える症例(X 線所見)
白点線…肩甲骨内側縁
自然下垂位にて患側(左側)の肩甲骨が挙上・下方回旋位を呈し関節窩が下方へ向くことで相対的に棘上筋が短縮位となり腱板による肩関節動的安定性が得られにくい.

3．肩甲上腕関節・肩甲胸郭関節機能

MDI 症例においては，過可動性を有していることを念頭に置き肩関節可動域を確認する．一般的な関節可動域測定に加え，自動運動時における運動スピードや代償運動の有無など質的な評価も重要である．また，MDI 症例の肩甲骨異常運動については多くの報告がされており，上肢挙上時における肩甲骨上方回旋の減少，前傾，内旋の増加が共通しており[6)8)～10)]，肩甲上腕リズムの破綻を呈していることが多いことから，患者の背面から上肢挙上時の肩甲骨の動態を観察する．

肩甲胸郭関節は肩関節の土台であり，腱板機能を発揮するために十分な固定性が必要である．MDI 症例では，肩甲上腕関節の動きに対し肩甲骨を固定できず肩甲上腕関節の位置異常や筋機能低下を助長していることが多い．実際の方法としては，肩関節の筋力評価を行う際に，肩甲骨を他動的に固定した場合や(**図 3**)，肩甲上腕関節の求心位が得られるように，関節窩に対し上腕骨長軸方向へ軸圧を加えることで，筋出力の変化や肩甲上腕関節の異常運動が軽減するかを確認する(**図 4**).

4．体幹・下肢機能

肩甲骨の相対的な位置関係は胸郭の形状および可動性の影響を受けるため，その土台となる胸郭の固定性と動的安定性が必要であり，肩甲骨の働きは胸郭・体幹の固定性によって大きく左右される[11)]．また，MDI 症例では全身関節弛緩性を有し，肩関節のみならず他関節にも関節不安定性を呈していることがあり，立位または座位姿勢にて体幹・下肢を十分に安定させることができず肩関節不安定性を助長していることがある．実際の方法として，肩甲上腕関節および肩甲胸郭関節評価の際に，能動的に腹圧を高め体幹部を安定させた状態と，検者が徒手的に骨盤を固定し体幹部を安定させた状態で，肩関節の不安定感や自動可動域，筋出力に変化が生じるかを確認する．

5．手関節・手指機能

筆者らは MDI 症例の機能評価を進めるうえで，手関節・手指機能が重要であると考えている．MDI 症例の手関節・手指機能の特徴として，肩関節不安定性を補償するために手関節・手指に過剰な筋緊張を有する場合や，手指の巧緻性低下を認める場合など様々なバリエーションがみられ，末

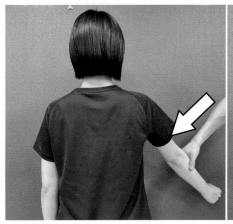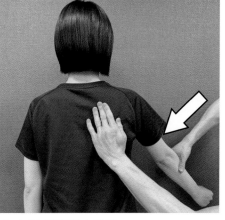

a | b　　　　　図 3．肩甲骨固定の有無による肩関節筋力評価
　　　　　　　　　　a：肩甲骨非固定　　b：肩甲骨固定
肩甲骨固定性に低下がある場合は，抵抗時に肩甲骨下方回旋を呈する場合がある．
肩甲骨を固定することによって筋出力や不安定感に変化が生じるか確認する．
抵抗の方向（白矢印）

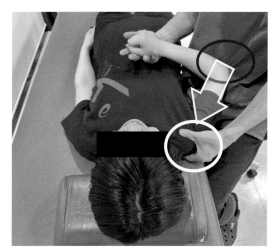

図 4．
軸圧の有無による肩甲上腕関節の運動評価
セラピストの腹部にて上腕骨長軸方向へ軸圧を加えることで（黒丸），筋出力や肩甲上腕関節の異常運動に変化が生じるか，セラピストの手を肩甲上腕関節にあて確認する（白丸）．

梢関節を正しくコントロールできず肩関節不安定感が助長されていることがある．実際には，手関節掌背屈や橈尺屈，グリップ動作やピンチ動作が正確に行えるかを確認し，異常運動を認めた場合には修正を行うことで肩関節の不安定感や自動可動域，筋出力に変化が生じるかを確認する．

MDI に対する理学療法の実際

以下に理学療法の実際を述べるが，前述した機能評価をもとに各症例に合わせて可能な部位から優先してアプローチしていくことが重要である．

肩甲骨を他動的に固定し変化が生じる場合は，優先して肩甲骨固定性および動的安定性の獲得が必要であり，そのためには前鋸筋や僧帽筋など肩甲骨周囲筋の同時収縮が求められる．MDI症例では，肩甲骨下方回旋位により不安定感を助長していることが多いため，肩甲骨挙上・外転・上方回旋の動きを引き出しながら肩甲骨周囲筋の活動を促していく．また，肩甲骨単独の運動に加え，腹臥位での上肢挙上運動を行うことで，抗重力位にて肩甲骨周囲筋の協調した筋活動を促し，挙上動作における肩甲上腕リズムの正常化を図る（**図5**）．

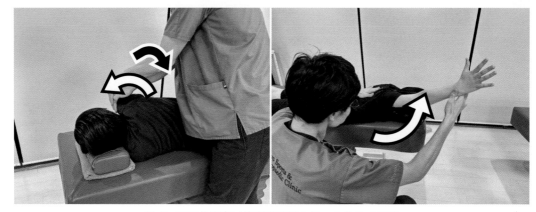

図 5. 肩甲骨下方回旋症例に対するエクササイズ例　a｜b
a：肩甲骨挙上・外転・上方回旋運動
セラピストの徒手抵抗(黒矢印)を用いて肩甲骨挙上・外転・上方回旋(白矢印)の動きを引き出し，肩甲骨の動的安定性の改善を図る．
b：腹臥位での挙上エクササイズ
抗重力位にて肩甲骨周囲筋の筋力向上に合わせて挙上動作における肩甲上腕リズムの改善を図る．

　MDI症例の腱板機能については，棘上筋および棘下筋の活動量がコントロール群と比較し増加するとの報告があり[8)12)～15)]，MDI症例では，肩関節の安定性を得るために腱板筋群が過活動を起こしていることが考えられる[16)]．そのため，肩甲骨と上腕骨の位置関係を考慮し，求心位を保持することで効率的に腱板筋群が機能できる環境をつくるという視点が重要である．

　体幹・下肢機能の影響が大きいと判断した場合は，優先してドローインによる腹横筋の収縮や股関節内転筋群の収縮により腹圧を高め，積極的に体幹の安定性向上を図る．また，手関節・手指機能の影響が大きいと判断した場合，肩関節に対する治療に先立ち，優先して正確な手関節・手指運動(グリップ動作やピンチ動作など)の獲得を図る．

　また，上腕骨頭へ軸圧を加えることで症状に変化が生じる場合は，closed kinematic chain(CKC)のエクササイズを取り入れる．MDI症例では，関節包の弛緩によりメカノレセプターを介したフィードバック機構の低下が示唆されており[17)]，CKCにて腱板および肩甲骨周囲筋の強化と合わせて，メカノレセプターによるフィードバック機構の改善を図る．しかし，後方不安定性が強い症例では荷重により後方への不安定性を助長する可能性もあるため，症例に合わせて反応を確認しながら実施する必要がある(図6)．

　意識的な運動では異常所見がなくても無意識下で行う日常生活でのリーチ動作などで肩甲上腕リズムの破綻をきたしている場合もある．リーチ動作は，手で目標物を掴む，操作することが目的であり，末梢側である手指の動きに近位側の肩関節が追従できているかを確認しながらエクササイズとして実施する．これにより肩甲上腕リズムの再学習および肩甲骨周囲筋や腱板筋群の活動性を高めていく(図7)．そして，最終的には症状を有する動作の改善へつなげることで，各症例のニードを解決していく．

MDIに対する手術療法

　基本的にMDIなど，非外傷性肩関節不安定症は理学療法が第1選択となる．上記で紹介した理学療法にて多くの症例は機能改善にて不安定感や疼痛などの症状が軽減または消失する．しかし，機能改善後も愁訴がとれない場合が手術療法の適応である．手術については，基本的に解剖学的破綻は伴っておらず関節包の弛緩だけが問題となっていることが多いため関節包の縫縮と腱板疎部縫合を行う(図8～10)．

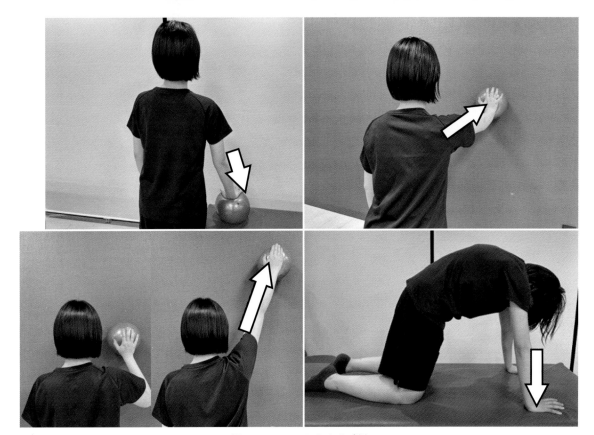

|a|b|
|c|d|

図 6．CKC エクササイズ例

　　a：下方への荷重動作　　b：前方への荷重動作　　c：壁を使った挙上動作　　d：四つ這いでの荷重動作
CKC エクササイズを行うことで腱板および肩甲骨周囲筋の活動を促しメカノレセプターによるフィードバック機構を改善させ肩関節安定性の改善を図る．
症例ごとに不安定感やエクササイズ中の反応を確認しながら種目を選択する．

後療法については，外傷性不安定症に対する鏡視下 Bankart 修復術と同様に術後 3 週間の装具装着期間を設け，術後 3 か月までに日常生活動作の獲得を図る．術後 3 か月より症例に合わせて積極的に筋力強化を図り，術後 6 か月より段階的に重労働やスポーツ活動を開始する．前述の通り MDI 症例は関節弛緩性を有しており，術後早期より関節可動域を求めるあまり縫縮部に伸張負荷を与えないように注意が必要である．

おわりに

今回，MDI における機能評価とそれに基づいたリハビリテーションについて述べた．MDI を含む非外傷性不安定症の治療方針は保存療法が基本となる．単に関節包の弛緩という病態だけではなく，全身関節弛緩性や機能不全など様々な要因が関係していることを念頭に置きながら機能評価を行い，各症例に合わせた治療を行うことが重要である．しかし，保存療法に抵抗する症例では，医師と理学療法士が連携をとり手術療法について検討する必要がある．

文　献

1) Gaskill TR, et al：Management of multidirectional instability of the shoulder. *J Am Acad Orthop Surg*, **19**：758-767, 2011.
2) Burkhead WZ Jr, et al：Treatment of instability of the shoulder with an exercise program. *J Bone Joint Surg Am*, **74**：890-896, 1992.
3) Neer CS 2nd, Foster CR：Inferior capsular shift

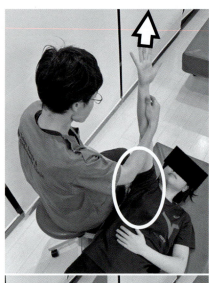
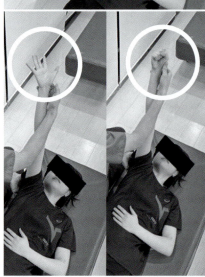
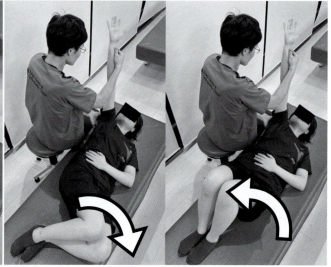

図 7.
リーチ動作を想定したエクササイズ例
　a：前上方へのリーチ動作
末梢側の動きに合わせて中枢側が追従し肩甲上腕関節が求心位を保持できているか確認する．
　b：a＋手指屈曲・伸展運動
中枢側を固定した状態で手指屈曲・伸展運動を行うことで肩関節・肩甲胸郭関節の安定性の改善を図る．
　c：a＋股関節回旋運動
前上方へリーチした状態を保持したまま股関節回旋を加えることで体幹部のコントロールが必要となる．

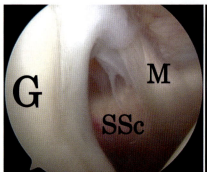
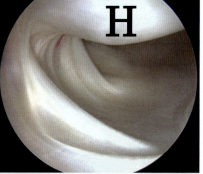
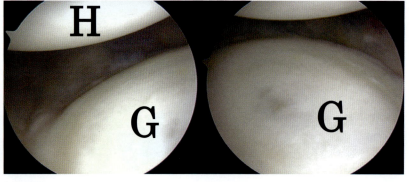

図 8.
典型的な MDI 患者の右肩関節鏡視所見
　a：後方鏡視　b：前方鏡視
　c：前方鏡視：広々とした関節包が確認できるが，構造破綻はない．
G：関節窩　　H：上腕骨頭
SSc：肩甲下筋　M：MGHL

（文献 18 より転用）

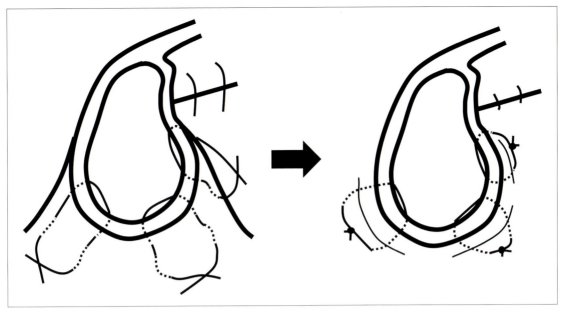

図 9. 関節鏡視下関節包縫縮術のシェーマ(右肩)
IGHL に 2 号高強度糸を 3 本用いて，関節包と関節唇をマットレス縫合で縫縮する．
最後に最大外旋位として肩甲下筋腱に縫合糸をかけて腱板疎部縫合を行う．

(文献 18 より転用)

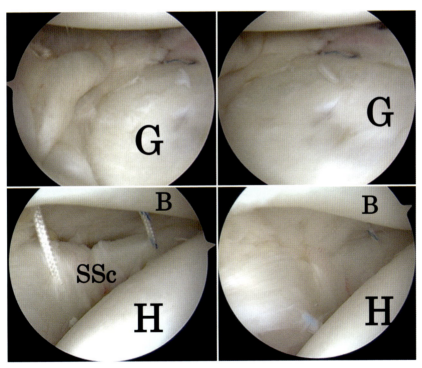

図 10. 関節鏡視下関節包縫縮術の鏡視像
　上段(a, b)：縫縮後の前方鏡視像　下段(c, d)：後方鏡視
　c：2 号縫合糸 2 本が装着されたところ　d：腱板疎部縫合終了時
　G：関節窩　H：上腕骨頭　SSc：肩甲下筋　M：MGHL　B：上腕二頭筋長頭腱

(文献 18 より転用)

for involuntary inferior and multidirectional instability of the shoulder. A preliminary report. *J Bone Joint Surg Am*, **62**：897-908, 1980.

4) 菅谷啓之：肩関節不安定症．肩関節 理学療法マネージメント初版，村木孝行監，メディカルビュー，62-68, 2019.
Summary 共著者である菅谷によるセラピストのための肩関節不安定症の病態や治療方針についての解説．

5) 菅谷啓之：上肢のスポーツ障害に対するリハビリテーション．関節外科，**29**(4月増刊号)：148-158, 2010.

6) von Eisenhart-Rothe R, et al：Pathomechanics in atraumatic shoulder instability：scapular positioning correlates with humeral head centering. *Clin Orthop Relat Res*, **433**：82-89, 2005.

7) Ludwig PM, et al：The association of scapular kinematics and glenohumeral joint pathologies. *J Orthop Sports Phys Ther*, **39**(2)：90-104, 2009.

8) Illyés A, et al：Kinematic and muscle activity characteristics of multidirectional shoulder joint instability during elevation. *Knee Surg Sports Traumatol Arthrosc*, **14**：673-685, 2006.

9) Matias R, et al：The unstable shoulder in arm elevation：a three-dimensional and elec-tromyographic study in subjects with gleno-humeral instability. *Clin Biomech(Bristol, Avon)*, **21** (Suppl 1)：S52-S58, 2006.

10) Ogston JB, et al：Differences in 3-dimen-sional shoulder kinematics between persons with multidirectional instability and asymptomatic controls. *Am J Sports Med*, **35**：1361-1370, 2007.

11) 高村 隆ほか：【肩関節のリハビリテーション】非外傷性肩関節不安定症に対するリハビリテーション．*MB Med Reha*, **73**：17-23, 2006.

12) Illyés A, et al：Electromyographic analysis during pull, forward punch, elevation and overhead throw after conservative treatment or capsular shift at patient with multidirectional shoulder joint instability. *J Electromyogr Kinesiol*, **19**：e438-e447, 2009.

13) Kiss RM, et al：Physiotherapy vs capsular shift and physiotherapy in multidirectional shoulder joint instability. *J Electromyogr Kinesiol*, **20**：489-501, 2010.

14) Nyiri P, et al：Intermediate biomechanical analysis of the effect of physiotherapy only compared with capsular shift and physiotherapy in multidirectional shoulder instability. *J Shoulder Elbow Surg*, **19**：802-813, 2010.

15) Illyés A, et al：Electromyographic analysis in patients with multidirectional shoulder instability during pull, forward punch, elevation and overhead throw. *Knee Surg Sports Traumatol Arthrosc*, **15**：624-631, 2007.

16) Kronberg M, et al：Differences in shoulder muscle activity between patients with generalized joint laxity and normal controls. *Clin Orthop Relat Res*, (269)：181-192, 1991.

17) von Eisenhart-Rothe RMO, et al：Relevance of arm position and muscle activity on three dimensional glenohumeral translation in patients with traumatic and traumatic shoulder instability. *Am J Sports Med*, **30**：514-522, 2002.

18) Sugaya H：21 Multidirectional Instability and Loose Shoulder in Athletes. Jin-Young Park (eds), Sports Injuries to the Shoulder and Elbow 1st edition, Springer, 237-250, 2015.
Summary 共著者の菅谷によるMDIについての病態・治療方針についての解説．

特集／肩関節障害に対する機能評価からの治療戦略

胸郭出口症候群に対する機能的アプローチ方法について

貝沼雄太[*1] 古島弘三[*2]

Abstract 胸郭出口症候群(TOS)は臨床症状が多彩であり，他疾患と鑑別することが困難であるため，問診や圧痛，身体所見は鑑別診断にとって非常に重要である．また超音波検査による腋窩動脈の血流速度や前・中斜角筋間距離(ISD)の測定，血管造影 CT による鎖骨下動脈の狭窄程度を評価することで，さらなる総合的な診断が可能である．TOSの第1治療はリハビリテーションを中心とした保存治療であり，当院では症状に合わせて3期に介入方法をかえてリハビリテーションを進めている．頚肋など解剖学的に異常を呈した症例や罹病期間が長期に及び ADL が著しく制限がある症例，Roos test が 15 秒以下の症例は，保存療法に抵抗し，手術に移行することが多い．手術後は，段階的に運動強度を上げていき，不良姿勢や肩甲骨周囲の運動パターンを改善させていく．また重量物の保持による上肢の牽引症状や術後早期の一過性神経症状に注意を払いながら，仕事復帰や競技復帰を目指していく．

Key words 胸郭出口症候群(thoracic outlet syndrome；TOS)，リハビリテーション(rehabilitation)，超音波検査(ultrasonography)

はじめに

肩関節周囲に疼痛を訴える疾患は多くあり，その中でも胸郭出口症候群(TOS)は，頚部から上肢にかけて痺れ・疼痛・脱力感など症状が多岐にわたるため，診断が困難であり，治療がなかなか進まないことが多い．当院では TOS と診断され治療を行った 2,417 人のうち，22％(533 人)の患者で肩関節周囲痛の訴えがあると報告しており，普段から TOS の可能性を見逃さないようにしなければならない[1]．いわゆる，なで肩の女性のみならず，オーバーヘッドアスリートでも発症することが多く，あらゆる年代で TOS 症状を呈する可能性がある．本稿では，TOS に対する診断・評価方法から症状に合わせたリハビリテーション方法，手術後の後療法についても述べる．

病態・要因について

1．TOS の病態

TOSは鎖骨と第1肋骨の間を通る神経血管束が圧迫・牽引されることにより，様々な症状をきたす[2]．症状を分類すると腕神経叢圧迫型18％，牽引型8％，混合型74％としており，混合していることが多い[3]．また圧迫を受ける部位として肋鎖間隙75％，斜角筋30％，烏口突起下6％としており，肋鎖間隙での障害が多いことが考えられる[4]．TOSの解剖学的要因は軟部組織性70％と骨性30％とされており，軟部組織性における要因として，前・中斜角筋間距離(ISD)の狭小化や最小斜角筋・異常繊維束の有無，鎖骨下筋の肥大が挙げられる．骨性における要因としては，頚肋や第1肋骨疲労骨折，鎖骨骨折の仮骨形成などによる影響が挙げられるため，TOSにとって画像評価に

[*1] Yuta KAINUMA，〒374-0013 群馬県館林市赤生田町 2267-1　慶友整形外科病院リハビリテーション科
[*2] Kozo HURUSHIMA，慶友整形外科病院胸郭出口症候群治療研究センター，センター長

よる解剖学的な異常を捉えることは，診断・治療に重要である[6]．

2．TOS発症の要因

発症に関与する要因として，一般・スポーツともに肋鎖間隙の狭小化を繰り返すことにより，神経血管束が圧迫を受けTOSが発症することが考えられる．長い頚椎となで肩を有する細身の女性では，肩が下制することにより神経血管が圧迫されやすくなる[7]．オーバーヘッドアスリートなどの肩関節外転・外旋位を強いられる場合は鎖骨が後退することにより，下垂位に比べて鎖骨と第1肋骨の距離が50％短縮され，腕神経叢が圧迫されやすいと報告されている[8]．またベンチプレスなどの筋力トレーニングにより前・中斜角筋，前鋸筋が肥大することで，神経血管束が圧迫される可能性も考えられる[5]．

診断方法について

TOSの症状は多岐にわたり，若年者から高齢者まで発症すると報告されている[10]．また診断において，丁寧な問診と身体所見は非常に重要である．画像評価や超音波検査による解剖学的な異常を評価することはさらなる総合的な診断が可能となる．

1．問　診

電車の吊り革の把持やシャンプー・ドライヤーの使用などの上肢挙上を伴う動作で症状を呈することが多い．また頭痛や立ちくらみ，めまいなどの自律神経症状を認める例も少なくない．オーバーヘッドアスリートであれば，競技中あるいは競技後に肩関節周囲痛や痺れ，脱力感を訴え，懸垂やバックプレスなどで症状が悪化する例も多く，トレーニングの負荷量や実施頻度の聴取も重要になる．

2．身体所見・特殊テスト

TOSでは大結節，結節間溝でも圧痛が生じることがあり，Hawkins test，O'Brien test，SSP testなどの特殊テストでも陽性率が高い[10]．そのため肩痛がある場合でも，腕神経叢の刺激症状を把握するために，斜角筋三角，鎖骨上窩，小胸筋部，四辺形間隙（QLS）の圧痛の有無も確認する必要がある．特殊テストでは，Wright testやRoos testが有用であり，Roos testの継続可能時間が15秒を下回る症例は重症な例が多く，保存療法に抵抗する因子である[11]．また上肢を下方牽引して腕神経叢に牽引負荷をかけ，症状が誘発する場合は牽引型のTOSの診断の一助となる．握力も肩関節外転・外旋位は，下垂位と比較して低下すると報告しているため診断に有用な評価である[12]．

3．画像検査

骨性の解剖学的異常を特定するための手段として，単純X線やCTはTOSを診断するうえで必要不可欠である．CTでは下垂位と挙上位撮影を行い，肋鎖間隙の狭小化を確認でき，動脈造影を併用した3D-CT撮影では，鎖骨下動脈の血管狭窄・閉塞がみられる．これらの所見があれば，TOS症状を伴っている可能性が高いため，確定診断となり得る検査である．MRIは有用な検査の1つであるが，検査が挙上位を長時間保持することが困難な例が多いこと，また症状が増悪してしまうこともあるため，当院では必須の検査とはしていない．

4．超音波検査（図1）

当院でTOSが疑われる場合は，超音波検査機器を用いて，腋窩動脈の血流速度計測と第1肋骨上におけるISDの計測を全例に行っている[13)14)]．腋窩動脈の血流速度計測は，肋鎖間隙通過後にあたる腋窩動脈の2nd partで測定しており，収縮期最大血流速度（PSV）の計測を行う．肩関節外転・外旋位や挙上位で肋鎖間隙の狭小化を呈しているとPSVが途絶または下垂位と比較して変化する．保存復帰例やTOS術後ではPSVの途絶が改善することから，肋鎖間隙が除圧されたことを意味することができる．そのため腋窩動脈の血流速度計測は肋鎖間隙における神経血管束の圧迫の定量化が可能である．

第1肋骨上におけるISDの計測は，斜角筋の停止位置を評価しており，ISDの狭小化がTOS症

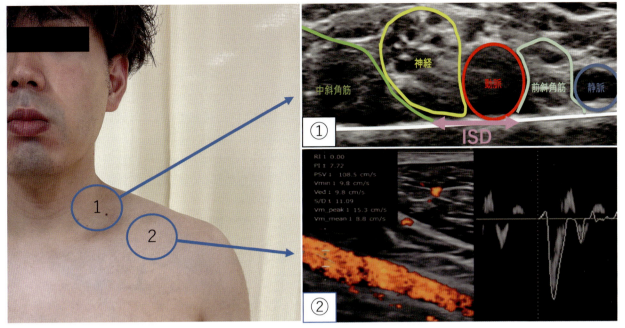

図 1. 超音波検査方法

と関連すると報告されている[14]. 過去の屍体を用いた報告から，ISD は 10 mm 前後とされている[15]．手術に至った例では平均 5.5 mm と報告されており，確定診断として重要な所見である[17]．

保存治療について[16]

TOS の第 1 治療はリハビリテーションを中心とした保存治療が重要である．当院では圧痛などによる身体所見や特殊テストから，神経症状の把握を行い，リハビリテーションは 3 期に分けて進めている．当院における TOS に対する保存療法の有効率は一般 59％，スポーツ選手 70％ であり，先行研究と同等または良好であることを示している[17)18)]．

1．メディカルリハビリテーション期

神経症状が非常に強いメディカルリハビリテーション期では，患肢の安静や腕神経叢に牽引や肋鎖間隙での圧迫の加わらないようにする．安静時の痺れや疼痛はオーバーヘッドアスリートにおいても生じることがあり，重量物を持たないように促す．

1）姿勢指導について

鎖骨上窩などの圧痛・牽引症状が強く，安静時の痛みがある場合は患肢の安静や腕神経叢に牽引や肋鎖間隙での圧迫の加わらない安楽肢位指導・姿勢指導を行う．不良姿勢が強い場合は，肩甲骨下制・外転位を強いられ，より牽引症状を助長する恐れがある．また肩甲骨の可動性が少なくなるため，肋鎖間隙の圧迫も受けやすい．そのため骨盤を前傾位にさせ，良姿勢を保持することは重要である．しかし，いわゆる胸張り位では肋鎖間隙が狭小化を引き起こすため，肩を無理に引かないような姿勢が好ましいと考える．また，骨盤を前傾位に保つことができない程，股関節の柔軟性が低下している患者は下肢のストレッチなども併用し，良肢位の保持に努める．

2）シュラッグ動作について

TOS のリハビリテーションで最重要項目である肋鎖間隙の除圧を促すためには，肩甲骨の動きが必要になる[19]．肩甲帯を挙上する動作（シュラッグ動作）を MRI にて確認したところ，鎖骨後退するような胸張り位を除くすべてのシュラッグ

動作で肋鎖間隙幅は拡大した[20]．肋鎖間隙での神経血管束の除圧には肩甲骨上方回旋・挙上するシュラッグ動作が適している．肩甲骨上角付近の滑走不全がある症例やシュラッグ動作時に疼痛がある症例では，反対側と比較して肩甲骨上方回旋・挙上制限を呈している．そのため肩甲骨挙上を反対側で介助したり，重心を側方移動させ，肩甲骨の上方回旋をアシストした状態でシュラッグ動作を促すような工夫も必要である．また鎖骨を下制させる鎖骨下筋と肩甲骨を下制させる小胸筋に対してダイレクトストレッチを行うことにより，さらなる肩甲骨上方回旋・挙上が有効になる．

3）斜角筋ストレッチ・物理療法について

TOS患者の術中所見より，腕神経叢と斜角筋間の癒着が報告されている[21]．特に外傷性によるTOS症状を訴える例は，伸長ストレスにより斜角筋内の出血・肥大・短縮を引き起こす[22]．神経症状の改善が乏しい例や頚部側屈・回旋の制限があることが多いため，超音波治療器を用いて神経血管束の炎症緩和と温熱マッサージ効果による癒着・斜角筋の過緊張改善が必要になる．また神経の伸張性・滑走性改善，神経内の循環改善を目的に神経系のモビライゼーションも有効である．

2．アスレティックリハビリテーションへの移行期

鎖骨上窩などの圧痛や牽引症状が軽減し，安静時の痛みも落ち着いてくれば，アスレティックリハビリテーションへの移行期になる．体幹や胸郭含めた肩関節の柔軟性獲得を目的に介入を行い，神経症状を改善させていく．

1）肩関節周囲の柔軟性獲得について

肩関節挙上位で肩甲骨下角の外方への可動域制限，肩甲骨下角部の滑走不全をきたしていることが多く，鎖骨後退が助長され，肋鎖間隙の圧迫を受けやすい．肩関節の柔軟性および体幹，胸郭を含めた柔軟性獲得が重要になる．Wright test や Roos test が座位や立位で陽性の場合，ストレッチ方法によっては血流も制限してしまう可能性がある．ストレッチ実施時も橈骨動脈の拍動を確認し，症状の増悪を生じさせないような確認も必要である．また広背筋の上腕骨付着部で腋窩神経が上腕骨外科頚と幅広い付着部腱間で絞扼されると報告されており，上腕骨の外転外旋位で疼痛の増強がみられる場合もある[23]．QLSの圧痛や外転外旋時の疼痛がある場合は，広背筋の柔軟性獲得が必要不可欠である．

2）腱板訓練について

関節弛緩性が強いと上腕骨頭が下方に牽引されやすくなり，牽引症状が増悪する可能性が考えられる．そのため，腱板訓練などの筋力トレーニングはこの時期から開始となる．肩関節外転外旋時に上腕骨頭で腕神経叢が圧迫を受ける可能性もあるため，肩関節不安定性評価はTOSをみるうえで重要な項目である．

3．アスレティックリハビリテーション期

アスレティックリハビリテーションの移行を見定めるのは，TOSのリハビリテーションを行ううえで，非常に重要である．所見が陰性化しないまま復帰してしまうと再発する恐れがあるため，①圧痛所見の陰性化，② Roos test（Roos 30）の陰性化，③下方牽引誘発テストの陰性化，④握力の改善（健側同等）であるか確認が必要である．仕事や競技復帰に向けたアスレティックリハビリテーション期では，再発防止のために肩甲骨周囲の筋力強化や持久力向上を行う．

1）肩甲骨周囲の筋力強化について

TOS患者において，肩甲骨下方回旋・下制・前傾運動や翼状肩甲などの肩甲骨非対称性が多く観察される．今後の腕神経叢の圧迫・牽引の軽減を考慮し，健側もしくは症状を緩和させる肩甲骨位置を維持することがとても重要であり，肩甲骨の安定化や動作不良の改善が求められる．肩関節屈曲・外転時における翼状肩甲の有無や肩関節外転0°，45°，90°，120°でそれぞれ内転方向と内旋方向へ徒手抵抗を加え，肩甲骨の下角や内側縁の浮き上がりの有無で肩甲骨の安定化を評価する．その角度で働くべき筋力を積極的に強化していく．

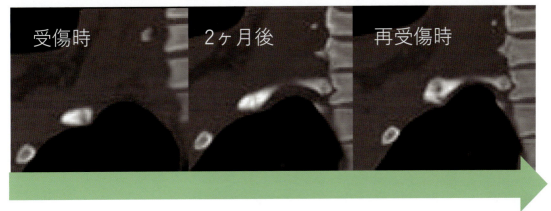
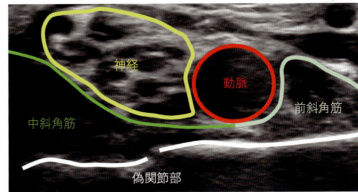

図 2.
症例 1 について
 a：CT による骨癒合経過
 b：超音波検査による ISD 計測

2）上肢の持久力強化や動作修正について

TOS 患者では，筋疲労が無症候群と比較し有意に低下することが報告されていることから挙上位での持久力の改善も必須となる[24]．特に上肢挙上位での作業を強いられる仕事やオーバーヘッドアスリートでは重要となる．また肩関節水平外転は鎖骨の後退を増加させ，腋窩動脈の圧迫を助長する恐れが考えられる．そのため，投球動作時に過度な肩関節水平外転を生じないように動作修正も行う必要がある．

保存療法不良例について

リハビリテーション開始後3か月以上で理学所見に改善がない場合や競技復帰しても疼痛が再燃してしまう症例は手術となることが多い．また Roos test 15 秒陽性例，血管造影 3D-CT 検査で明らかな鎖骨下動脈の圧迫を認めた例，日常生活動作が著しく困難な例，超音波検査や画像検査で解剖学的な異常がある例はリハビリテーションに反応を示さないことが多く，手術に移行することが多い．

症例 1　投球動作により，第1肋骨疲労骨折を呈した症例（図2）

10代の男性高校野球選手．

投球練習中に肩甲骨内側・下部に違和感が出現し，当院受診となる．鎖骨上窩，斜角筋，QLS の圧痛はなく，Roos test も 60 秒以上可能であったものの，頚椎の単純 X 線と CT にて第1肋骨疲労骨折を確認した．そのため1か月の安静と低出力超音波パルス療法（LIPUS）を行った．その後安静時痛も消失し，CT でも骨癒合傾向であったため，徐々に競技復帰を目指し，リハビリテーションを継続した．しかし再開直後に投球で疼痛が再燃し，CT で再骨折が確認できた．Roos test も 30 秒で陽性と悪化を示しており，第1肋骨切除と腋窩神経剝離術を施行した．術後3か月で試合に復帰し，Max 146 km まで球速を戻すことが可能となった．

Point：第1肋骨疲労骨折は見逃れやすく，TOS

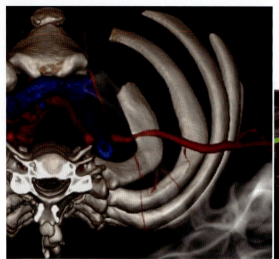
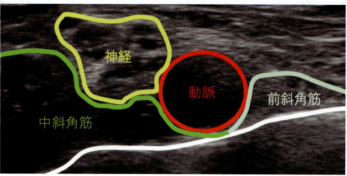

図 3. 症例 2 について　　　　　　　　　　　　　　a｜b
a：血管造影 3D-CT 検査　　b：超音波検査による ISD 計測

の発症に大きく関わる．そのため，肩甲骨周囲痛を訴えた場合，単純 X 線でも骨折が判断しやすい頸椎前後像を確認する必要がある[25]．斜角筋と前鋸筋・肋間筋が第 1 肋骨を引っ張り合うことで疲労骨折が生じると考えられている．投球動作では同様な現象が生じるため，再骨折をきたしやすいと考えられる．そのため，癒合傾向がなければ早期的な手術を検討する必要がある．

症例 2　長期間にわたり，肩関節可動域制限を呈した症例（図 3）

50 歳代の女性主婦．

数年前からの肩関節挙上制限があり，他院で肩関節受動術を施行したものの改善なく，上肢の痺れも出現してきたため，当院紹介となる．鎖骨上窩，斜角筋，QLS の圧痛があり，肩関節屈曲 80°で疼痛が強くなり，挙上困難である．超音波検査を行い，ISD が 0 mm と狭小化しており，血管造影 3D-CT 検査で軽度の鎖骨下動脈の圧迫も確認できた．罹病期間も長く，ADL も困難であったため，第 1 肋骨切除と腋窩神経剝離術を施行した．術後 1 週間で挙上角度は 160°まで改善し，上肢の痺れも軽減した．

Point：ISD が狭小化しているため，神経血管束が圧迫され，肩痛を呈していたと考える．TOS にとって超音波検査による補助診断は，非常に重要である．

術後後療法について

TOS の手術は transaxillary approach による第 1 肋骨切除術と斜角筋切離術を行っている．術野の肋鎖間隙部は深く，直視下は視野の確保が困難なため，関節鏡を用いて，側臥位で上肢牽引下に行っている[26]．皮切は第 3〜4 肋骨高位で約 5〜8 cm で胸壁に沿って進入し，鎖骨下動静脈の拍動を目安に展開していく．第 1 肋骨と前・中斜角筋の付着部を剝離し，第 1 肋骨の外側縁と壁側胸膜を骨膜下に剝離し，部分切除を行う．手術直後・翌日には胸部単純 X 線を撮影し，気胸や縦隔気腫がなければ，術後後療法が開始となる．

術後後療法では，残存する症状や疼痛に合わせて運動強度を段階的に上げていく．術後早期は上肢牽引症状が強く出現するため，バストバンド固定や三角巾を使用する．術後 2 週より腱板訓練，術後 3 週より肩甲帯周囲筋などの筋力強化や肩関節・体幹のストレッチを開始する．術後 4〜6 週で競技を徐々に開始していき，術後 3 か月で競技復帰となる．術後早期からの上肢挙上位での筋力ト

レーニングや重量物を持つことで，術前に近い神経症状が出現する可能性があるため，ADLも十分に確認する必要がある．また中斜角筋や後斜角筋切離時に長胸神経と肩甲背神経が牽引され，一過性の神経麻痺が出現することもある．手術後3か月程度まで要することが多く，仕事や競技復帰の過程において支障をきたすことがある．長胸神経麻痺は前鋸筋機能不全による翼状肩甲骨が出現することで，肩甲骨の動作不良が強く生じるため，早期的に肩甲骨周囲筋の筋力強化が必要になる．

まとめ

TOSは症状が多岐にわたるため，確定診断をつけることができず，治療に難渋する．病態を把握するうえでは，問診と身体所見が非常に重要になり，超音波検査や血管造影-3DCTがさらなる診断へつながる．病態を把握することで症状に合わせたリハビリテーションを行うことができ，また肩甲骨機能障害を改善させていくことが良好な治療成績に関わる．術後早期の後療法においても，神経症状の把握を行い，慎重な治療が重要である．

文　献

1) 髙橋　啓ほか：【エキスパートが伝えたい肩関節診断の奥義】胸郭出口症候群の診断と手術法．MB Orthop，34(11)：1-12，2021．
2) Peet RM, et al：Thoracic-outlet syndrome：evaluation of a therapeutic exercise program. Proc Staff Meet Mayo Clin, 31(9)：281-287；1956.
3) Ide J, et al：Compression and stretching of the brachial plexus in thoracic outlet syndrome：correlation between neuroradiographic findings and symptoms and signs produced by provocation manoeuvres. J Hand Surg Br, 28(3)：218-223, 2003.
4) Takeshita M, et al：Neurography of the brachial plexus in the thoracic outlet syndrome. Int Orthop, 15(1)：1-5, 1991.
5) Atasoy E：Thoracic outlet syndrome：anatomy. Hand Clin, 20(1)：7-14, 2004.
6) Atasoy E：A hand surgeon's further experience with thoracic outlet compression syndrome. J Hand Surg Am, 35(9)：1528-1538, 2010.
7) Todd TW："Cervical Rib"：Factors controlling its presence and its size. Its bearing on the morphology and development of the shoulder. J Anat Physiol, 46(3)：244-288, 1912.
8) Matsumura JS, et al：Helical computed tomography of the normal thoracic outlet. J Vasc Surg, 26(5)：776-783, 1997.
9) Roos DB：New concepts of thoracic outlet syndrome that explain etiology, symptoms, diagnosis, and treatment. Vasc Endovascular Surg, 13(5)：313-321, 1979.
10) 髙橋　啓ほか：肩関節周囲の痛みを主訴とする胸郭出口症候群患者の肩関節理学所見．肩関節，45(3)：456，2021．
11) 村山俊樹ほか：胸郭出口症候群を発症した野球選手における手術症例の臨床像-保存的治療群との比較-．日本整形外科スポーツ医学会誌，38(2)：137-141．2018．
12) 安田武蔵ほか：野球選手の内側側副靱帯損傷と胸郭出口症候群の理学所見による鑑別の試み．日本肘関節学会雑誌，27(2)：252-254，2020．
13) 井上　彰ほか：胸郭出口症候群診断のための斜角筋三角底辺間距離計測の信頼性と再現性．日本整形外科スポーツ医学会誌，38(1)：51-56，2018．
Summary　エコーによる斜角筋三角底辺間距離測定は信頼性があり，TOSにおける診断補助になり得る．
14) 井上　彰ほか：鎖骨下動脈における血流速度測定の信頼性と第一肋骨切除術前後の血流速度変化における検討．整形スポ会誌，37(1)：53-58，2017．
15) Dahlstrom KA, et al：Descriptive anatomy of the interscalene triangle and the costoclavicular space and their relationship to thoracic outlet syndrome：a study of 60 cadavers. J Manipulative Physiol Ther, 35(5)：396-401, 2012.
16) 古島弘三ほか：胸郭出口症候群のすべて[Web動画付] 診断のむずかしい上肢の痛み・しびれ，南江堂，2022．
Summary　慶友整形外科病院で確立されたTOSに関する治療や病態・解剖の基礎知識などが詳細に述べられている．
17) Chingai Christopher Lo, et al：Systematic

review：The effectiveness of physical treatments on thoracic outlet syndrome in reducing clinical symptoms. *Hong Kong Physiotherapy*, 29(2)：53-63, 2011.

18) Novak CB, et al：Outcome following conservative management of thoracic outlet syndrome. *J Hand Surg Am*, 20(4)：542-548, 1995.

19) Watson LA, et al：Thoracic outlet syndrome part 2：conservative management of thoracic outlet. *Man Ther*, 15(4)：305-314, 2010.

20) 井上　彰ほか：胸郭出口症候群の理学療法に対する超音波診断装置（エコー）の活用―血行動態評価を用いた効果判を中心に―. 理学療法ジャーナル, 54(9)：1032-1040, 2020.

21) Crotti FM, et al：TOS pathophysiology and clinical features. *Acta Neurochir Suppl*, 92：7-12, 2005.

22) Razi DM, et al：Traffic accident induced thoracic outlet syndrome：decompression without rib resection, correction of associated recurrent thoracic aneurysm. *Int Surg*, 78(1)：25-27, 1993.

23) 辻野昭人ほか：投球時の骨頭と広背筋腱による腋窩神経障害. 日手会誌, 20(4)：395-398, 2003.

24) Ozçakar L, et al：Quantification of the weakness and fatigue in thoracic outlet syndrome with isokinetic measurements. *Br J Sports Med*, 39(3)：178-181, 2005.

25) Funakoshi T, et al：First-Rib Stress Fracture in Overhead Throwing Athletes. *J Bone Joint Surg Am*, 101(10)：896-903, 2019.

26) Furushima K, et al：Endoscopic-assisted trans-axillary approach for first rib resection in thoracic outlet syndrome. *Arthrosc Sports Med Rehabil*, 3(1)：e155-e162, 2021.
Summary　TOSにおける内視鏡下での第1肋骨切除術の成績や術中所見などが述べられている.

特集/肩関節障害に対する機能評価からの治療戦略

脳卒中後の麻痺側肩関節に対する機能的アプローチについて

関口雄介*

Abstract 脳卒中患者の麻痺側肩関節に対する機能的アプローチは複数ある．急性期の弛緩期には，臥床期間や車椅子の乗車時間も長いため適切なポジショニングを行う．また，重度麻痺患者に対しては，スリングや装具の着用の検討も行う．但し，装具やスリングから離脱する時期も遅延させないことが運動機能の回復を促す観点から重要であり，場合によっては上肢運動の自由度の高い上肢装具も選択する．亜脱臼が残存する場合，電気刺激療法も検討する．この際，棘上筋や三角筋後部繊維が電気刺激すべき筋群として挙げられる．麻痺側肩関節に対する関節可動域練習は，肩関節のインピジメントを引き起こさないように，挙上時には肩甲骨上方回旋や上腕骨外旋を他動的に促し上腕骨頭の位置を下制させる．また，過剰に肩関節を挙上させないようにすることが重要であり過剰な関節可動域練習の介入には注意する．この様なアプローチを通して，上肢運動機能の向上を促進させながら麻痺側肩関節の疼痛や亜脱臼の防止に努める．

Key words 脳卒中(stroke)，肩関節(shoulder joint)，疼痛(pain)，亜脱臼(subluxation)

はじめに

脳卒中患者は麻痺側肩関節に頻繁に障害が生じる．特に肩関節の疼痛は頻繁に生じる障害である．また，急性期では麻痺により肩関節が弛緩している状態であることが多く，急性期以降は徐々に肩関節が痙縮や関節拘縮の影響で関節可動域制限を生じることが多い．脳卒中患者の上肢運動機能の改善については，脳卒中ガイドラインにて，軽度から中程度の麻痺上肢に対し，積極的に使用させる練習など特定の動作の反復を含む練習を行うように推奨されている[1]．麻痺側上肢の積極的な運動を実施していくうえで麻痺側肩関節の疼痛予防は重要であり，疼痛予防の観点から肩関節への機能的アプローチが重要となる．

本稿では機能的アプローチを理解していくうえで脳卒中患者の肩関節の疼痛と肩甲上腕関節の下方亜脱臼を概説した後，アプローチ方法や，その効果と限界についても概説する．

麻痺側肩関節の疼痛

脳卒中片麻痺患者の肩関節の疼痛において要因は複合的である．急性期の弛緩期においては，肩の疼痛と肩甲上腕関節の亜脱臼との関連が指摘されている[2]．また，回復期で痙縮が亢進する時期においては，肩関節の共同運動のパターン(肩関節内転および内旋)との関連が指摘されている[3]．加えて，脳卒中患者の場合，身体失認や注意障害，感覚障害が生じ，運動する際に自身の麻痺側上肢への関心や注意が不十分になる場合がある．寝返りや着替えといった日常動作時に，不用意に肩を過剰に運動させることを繰り返すと軟部組織に問題を生じ疼痛を生じる．軟部組織の問題としては，回旋筋腱板の腱鞘炎や断裂，上腕二頭筋の腱

---

* Yusuke SEKIGUCHI，〒980-8574 宮城県仙台市青葉区星陵町1-1 東北大学病院リハビリテーション部

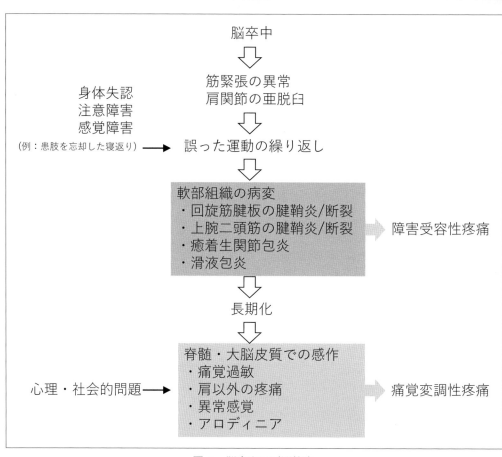

図 1. 脳卒中の肩関節痛

（文献 5 の図を改変）

鞘炎や断裂，癒着性関節包炎，関節包炎などがある．

また，肩関節に疼痛を生じている脳卒中患者の麻痺側肩関節運動の特性については，疼痛を生じていない患者と比較し，安静時や自動屈曲および外転運動時に肩甲骨は上方回旋し，他動外転時には肩甲上腕関節の上腕骨の挙上角度が低下する[4]．過剰な肩甲骨の上方回旋はインピンジメントを避ける肩甲骨の代償運動と推測されている．

疼痛が長期化すると，痛覚過敏，肩以外の疼痛，異常感覚，アロディニアなどの症状が出現する（**図1**）[5]．これは脊髄や大脳皮質で感作が生じることが要因とされている．具体的には，疼痛が続くと神経伝達系物質の放出が継続しシナプス伝達効率が長期的に増強されるため中枢神経系が疼痛の刺激に対し過敏に反応する状態となる．そのため，発症早期からの麻痺側肩関節の疼痛予防は重要となる．

麻痺側肩甲上腕関節の下方亜脱臼

脳卒中後，上腕骨頭の下方への移動に抵抗する棘上筋や三角筋後部線維の弱化や麻痺により下方亜脱臼が生じやすくなる[6]．また，腱板損傷，靱帯や三角筋や棘上筋の過剰なストレッチと肩甲上腕関節の下方亜脱臼との関連が指摘されている[7]．また，麻痺により体幹機能が低下，或いはプッシャー現象により麻痺側に体幹が側屈している場合は，麻痺側肩甲骨の下方回旋位がより促進される．麻痺側肩甲骨の下方回旋が促進されると肩甲骨窩の角度が垂直方向に近くなり，肩甲上腕関節の下方亜脱臼を増悪させることが指摘されているが，肩甲骨下方回旋と下方亜脱臼の関係について否定的な意見もある[8]．

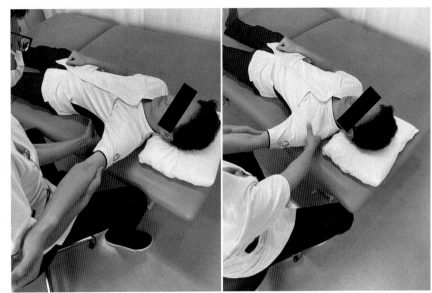

図 2.
肩外転時の肩甲骨上方回旋と上腕骨外旋及び上腕骨頭の下制のサポート
外転時に上腕骨外旋をサポートしながら，肩甲骨下角を外側上方方向に押し上方回旋を促す(a).
外転時に上腕骨頭を下制方向に圧を加える(b).

肩関節の機能的アプローチ

1. 他動的関節可動域練習とストレッチ

一般的に肩屈曲や外転方向の他動運動の際には，肩甲骨の上方回旋をサポートしながら，上腕骨を外旋させながら屈曲させる．他動的関節可動域練習が麻痺側肩関節の疼痛を発症，或いは増悪させることもあり得るため，過剰な肩関節運動は避ける．脳卒中片麻痺患者において，自身で補助し麻痺側上肢を挙上した条件，棒を患者が把持し挙上した条件，補助者が補助(肩甲骨上方回旋，上腕外旋の補助はなし)し麻痺側上肢を挙上した条件の3条件間において疼痛と安静時の疼痛を比較した先行研究がある[9]．結果は，補助者が補助した場合と自身で補助した場合において疼痛が増悪した．また，この研究では，補助者が補助した場合に上腕骨外旋や肩甲骨上方回旋の減少，自身で補助した場合や棒の使用で補助した場合は，上腕骨の外旋の減少が認められた．インピンジメントを避けるために麻痺側上肢挙上時に肩甲骨の上方回旋や上腕骨外旋の補助が重要であることが示唆された．肩甲骨上方回旋や上腕骨外旋を補助したとしても，過剰な肩関節の挙上には注意が必要であり，上腕骨頭を過剰に上方に変位しないか確認

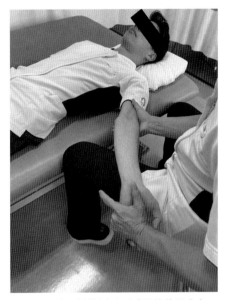

図 3. 肘関節伸展及び手関節伸展方向のストレッチ
前腕回外方向へのストレッチも意識し，肘屈筋の抵抗に合わせて，ゆっくり伸展させストレッチを行う．

し，場合によっては上腕骨頭を下制させるようにする(図2)．

麻痺側上肢挙上時の際，肩関節内転筋群や肘屈筋群が痙縮や拘縮により筋緊張亢進となっている場合，大胸筋や肘屈筋群のストレッチ(図3)を行うと上腕骨外旋への抵抗が減少する．前腕回内位になる場合，前腕回外方向へのストレッチも実施

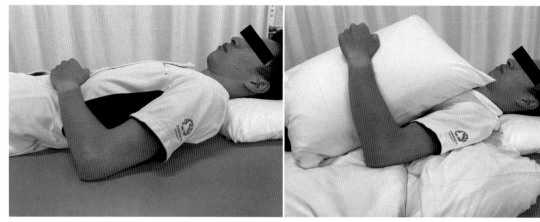

図 4. 麻痺側上肢のポジショニング　a|b

麻痺側肩関節のポジショニングは症例によって異なる．aの場合，肩関節が内旋し，肘屈曲位となり，肩甲帯が前方に変位し，肩甲骨は軽度挙上位となる．bの様に肩甲骨下から上腕の肘関節の下に枕を置き，さらに肩関節内旋を防止するため前腕の下に枕を置く．拘縮を予防するとともにリラクゼーションを促す肢位を意識する．

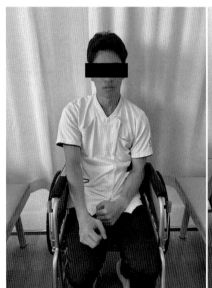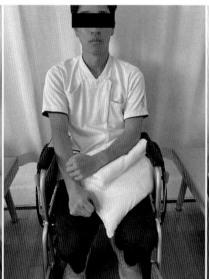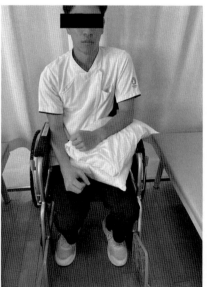

図 5. 車椅子上での麻痺側上肢のポジショニング　a|b|c

aやcの様に肩甲帯の位置が下方や上方に変位している場合がある．枕を使用して肩甲帯の位置を適切にポジショニングを行うことが必要である．

する．前腕回内位となると肩関節内旋位になる場合が多く挙上時の上腕骨外旋に支障をきたす．自主トレーニングで麻痺側上肢を非麻痺側上肢で補助し挙上させる練習を指導する場合が多いが過度に挙上させる練習は避け，療法士が上肢挙上時の上腕や肩甲骨の動作を評価したうえで，どの程度まで挙上させるかなどを指導した方が良い．

Adaらの報告では，発症20日以内の脳卒中患者を対象にストレッチ（快適な最大肩関節外旋位で90°肩関節屈曲位）を週5日（1日2回，1回30分）で4週間行い，肩関節外旋角度の改善を得ている[10]．一方で前述したように疼痛を発生する可能性がある．

2．ポジショニング

一般的なベッド上でのポジショニング肢位は，頭部や体幹を正中位，肩甲骨の後退を前方突出に修正し，肩関節外転外旋位，肘関節伸展位，手指伸展位にすることが望ましい．上腕骨頭が肩甲骨

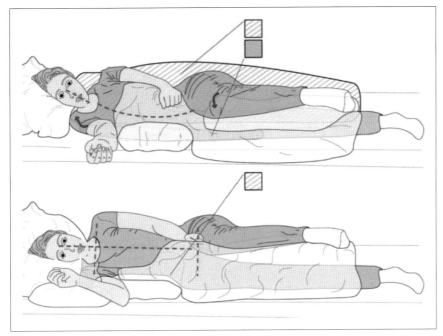

図 6. 従来のポジショニング(a)と中間位でのポジショニング(b)
　従来のポジショニングでは，体幹が側屈し頭部が持ち上げられている．肩甲帯は圧迫され挙上位にあり，股関節は内転位に位置している．中間位でのポジショニングは，頭部や胸郭，骨盤を直線上に配列するように折りたたんだ布団や枕を利用し体幹を安定させる．布団の端は体幹の背側で巻くようにし体幹を安定させる．
　特に急性期では側臥位になる際は注意が必要である．

（文献12より改変）

に対し過度に前方に位置しないように注意する．特に上腕二頭筋の筋緊張は亢進しやすく肘関節屈曲位となる場合，肩甲帯や上腕の下などに枕を置き，過度に上腕骨頭が前方に位置しないようにすると，上腕二頭筋腱自体への過度な負荷を避けれることが考えられる(図4)．車椅子乗車時にも，肩関節に過剰な負荷を加えないために適切な上肢のポジショニングをとらせる．肘関節や前腕を適切な位置に保持させることが重要である(図5)．ポジショニング肢位の調整には枕などを使用し，患者の観察や問診を行い上肢のポジショニングを調整する．

メタアナリシスの先行研究においてポジショニングにより他動での麻痺側肩関節外旋可動域制限の防止の効果が十分に認められなかったとされている[11]．しかしながら，ポジショニングでも近位部の体節が中間位に位置させるようなポジショニングを2時間とると(図6)，通常のポジショニングをとった群と比較し，他動での肩関節外旋や屈曲可動域が改善した[12]．適切なポジショニングによりリラクゼーション効果を得られ筋の過緊張を軽減したことが改善した要因として考えられている．この際，側臥位となっているが，麻痺側側臥位は麻痺側肩関節に荷重をかけ軟部組織に過剰な負荷を与える可能性が高いため，疼痛が生じた場合は，実施しない方が良い．

3．電気刺激療法

臨床で用いられる電気刺激は神経筋電気刺激であり，体表に貼付した表面電極を介して神経筋に電気刺激を与え，筋収縮を誘発するものであり，神経筋再教育，筋力増強や筋萎縮の予防，痙縮抑制などの目的に使用される．脳卒中患者の上肢に対する電気刺激の効果を調べたシステマティックレビューにおいて，肩関節の亜脱臼に対し有効で

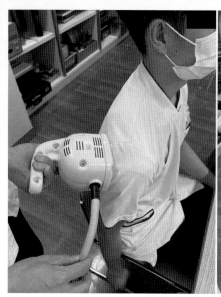 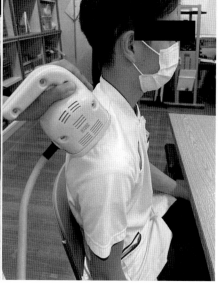

図 7.
末梢磁気刺激装置を使用した三角筋後部線維(a)と棘上筋(b)への刺激

あることを明らかにした[13]. 急性期や回復期の脳卒中患者に対し有効であったが，慢性期患者では有効性が示されなかった. また，亜脱臼に対する有効性が示されたが，上肢運動機能や肩の疼痛に対する有効性は示されなかった. 具体的な電気刺激の推奨パラメータの設定などは専門書に譲る.

近年，末梢磁気刺激が臨床でも使用されている[14]. コイルから強力なパルス状の磁場を発生させることで，電磁誘導により生体内に渦電流を誘導し，神経や筋肉の細胞膜に脱分極を引き起こす. 電気刺激に比べて疼痛が少なく，衣服の上からでも刺激が可能で，深部の運動神経や固有感覚神経を刺激でき，表面電極を使用せずにコイルを動かせるためモーターポイントを容易に探索できる利点を持つ. 予備的研究ではあるが，肩関節亜脱臼を有する回復期の脳卒中患者12名に対し，棘上筋，三角筋後部および棘下筋に対する反復磁気刺激を施行し効果を検証した研究がある[15]. 不快感を伴わない最大刺激強度にて，周波数 30 Hz, on 時間 2 秒, off 時間 3 秒, 1日 12,000 発の刺激を週 5 回, 4 週間にわたり行ったところ，肩峰骨頭間距離の有意な減少，肩関節の疼痛軽減，上肢運動機能の改善，および肩外転の自動関節可動域の拡大を得ている. 実際に当院でも末梢磁気刺激装置(Pathleader, 酒井医療株式会社製)を肩関節に下方亜脱臼を生じた脳卒中患者に対し用いて，棘上筋や三角筋後部線維に対し刺激を行っている (図 7).

4．装具療法

脳卒中肩関節の亜脱臼に対し，様々な肩関節装具やスリングが使用されている(図8). Actimove スリングと hemi スリング(図 8-b)は形体が類似しており，前腕を支え間接的に肩関節を固定し支持する. Shoulderlift 装具や Elastic dynamic スリング(図 8-c, e)は肩関節を直接固定するが，Shouldelift 装具のみ肘以遠の関節運動の自由度を増やせる利点を持つ. Hesse らが開発した装具は，上腕骨頭の位置を固定し亜脱臼を防止しながら受動的な肩関節の運動を制限せず，上腕部や前腕部もカフで固定し肘伸展も促す特性を持つ(図 8-d). ボバーススリング(図 8-f)は，腋窩部に配置される円形状のサポーター，肩甲帯を 8 の字パターンのストラップにより肩関節屈曲や内旋を防止し，肩関節外転と伸展を促し上肢全体の屈曲パターンを軽減させる.

臨床では一般的に車椅子乗車時に前方に置いたテーブルに上肢を置き，立位や活動時には三角巾が頻度に使用されるが，先行研究において急性期脳卒中患者に 4 週間使用した際の亜脱臼の変化量を，hemi スリングを使用した群と比較した結果，有意な差はなかった[16]. また，脳卒中患者に対し，hemi スリングと類似している Actimove スリングと Shoulderlift 装具を 6 週間装着し亜脱臼の変化量や疼痛を比較した研究では，装具やスリングを

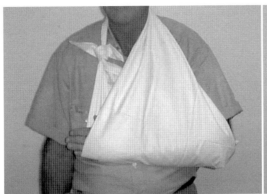
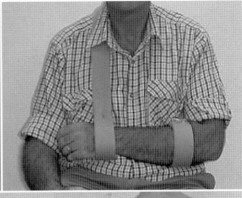
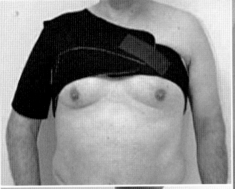
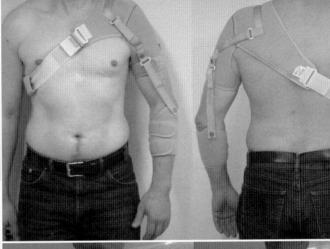
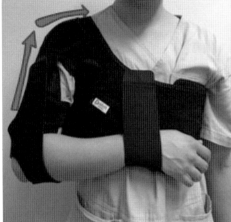
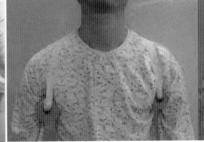
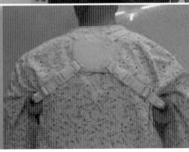

図 8. 脳卒中片麻痺患者の肩関節装具
a：三角巾　　　　　　　　b：Hemi スリング
c：Shoulderlift　　　　　　d：Hesse らの肩関節装具
e：Elastic dynamic スリング　f：ボバーススリング

（文献 17〜20 より引用）

装着しなかった群のみが有意に亜脱臼が改善していた[17]．一方で，Hesse らが開発した肩関節装具や Elastic dynamic スリングの使用により，脳卒中患者の肩関節亜脱臼に改善が認められた（**表 1**）[18)19)]．このように上腕骨頭の位置をより固定可能な装具が，特に亜脱臼の改善を促すことが示唆されている．また，先行研究において装具やスリングを装着しなかった群や Hesse らが開発した，肩関節にある程度の自由度を担保する装具において亜脱臼の変化量の改善を認めた結果は，装具や

表 1. 脳卒中の肩関節亜脱臼に対する肩関節装具の効果

文献	被験者	肩装具	結果
Ada et al., 2017	脳卒中 46名	三角巾 hemi スリング	車椅子上でのラップトレイと三角巾の組み合わせは，肩関節亜脱臼の予防において hemi スリングと有意な差はなし
Van et al., 2017	脳卒中 28名	Shoulderlift Actimove スリング	Actimove スリング：安静時に痛みが増加(P=0.036) スリングなし：脱臼が減少(−37.59％または3.30 mm)
Hesse et al., 2013	脳卒中 40名	新しい肩装具	肩峰点と上腕骨頭の中心点との垂直距離が平均で0.8 cm 有意に減少
Kim et al., 2022	脳卒中 41名	Elastic dynamic スリング ボバーススリング	エラスティックダイナミックスリング群でボバーススリング群と比較して肩峰点と上腕骨頭の中心点との水平距離が有意に減少(P=0.006)

(文献20より改変)

スリングにより肩関節を完全に固定せず上肢の運動を促すことが，肩関節周囲の筋活動を促し亜脱臼の改善を促進した可能性を示唆している．

おわりに

脳卒中患者の上肢運動時における肩関節の運動学的特性については十分な知見が得られていない．急性期の疼痛の発生した患者において日常生活上やリハビリテーション時の肩関節の運動学的特性との関連を明確にすることでより有効な対策を講じることが出来る可能性がある．今後，脳卒中患者の肩関節に関してウェアラブルセンサを使用した研究の発展が望まれる．

文献

1) 日本脳卒中学会：2-4 上肢機能障害，脳卒中治療ガイドライン，266-267，協和企画，2021．
2) Turner-Stokes L, et al：Shoulder pain after stroke：a review of the evidence base to inform the development of an integrated care pathway. *Clin Rehabil*, 16：276-298, 2002.
3) Marco E, et al：Is botulinum toxin type A effective in the treatment of spastic shoulder pain in patients after stroke? A double-blind randomized clinical trial. *J Rehabil Med*, 39：440-447, 2007.
4) Niessen M, et al：Kinematics of the contralateral and ipsilateral shoulder：a possible relationship with post-stroke shoulder pain. *J Rehabil Med*, 40：482-486, 2008.
5) Roosink M, et al：Towards a mechanism-based view on post-stroke shoulder pain：theoretical considerations and clinical implications. *Neuro-Rehabilitation*, 30：153-165, 2012.
6) Wanklyn P, et al：Hemiplegic shoulder pain (HSP)：natural history and investigation of associated features. *Disabil Rehabil*, 18：497-501, 1996.
7) Paci M, et al：Glenohumeral subluxation in hemiplegia：An overview. *J Rehabil Res Dev*, 42：557-568, 2005.
8) De Baets L et al：A systematic review of 3D scapular kinematics and muscle activity during elevation in stroke subjects and controls. *J Electromyogr Kinesiol*, 23：3-13, 2013.
9) Hardwick DD, et al：Scapular and humeral movement patterns of people with stroke during range-of-motion exercises. *J Neurol Phys Ther*, 35：18-25, 2011.
Summary 脳卒中患者の麻痺側肩関節における他動および自動運動時の運動学的特性を明らかにした研究．臨床上，有用な運動学的特性を明らかにしている．
10) Ada L, et al：Thirty minutes of positioning reduces the development of shoulder external rotation contracture after stroke：a randomized controlled trial. *Arch Phys Med Rehabil*, 86：230-234, 2005.
11) Borisova Y, et al：Positioning to prevent or reduce shoulder range of motion impairments after stroke：a meta-analysis. *Clin Rehabil*, 23：681-686, 2009.
12) Pickenbrock H, et al：Conventional versus neutral positioning in central neurological disease：a multicenter randomized controlled trial. *Dtsch Arztebl int*, 112：35-42, 2015.
13) Lee JH, et al：Effectiveness of neuromuscular electrical stimulation for management of shoulder subluxation post-stroke：a systematic review with meta-analysis. *Clin Rehabil*, 31：

1431-1444, 2017.

　Summary 脳卒中患者の肩関節の亜脱臼に対する電気刺激療法のシステマティックレビュー. 初学者が全体像を理解するのに適している.

14) Kagaya H : Peripheral Magnetic Stimulation and Its Clinical Application. *Jpn J Rehabil Med*, **59** : 68-73, 2022.

15) Fujimura K, et al : Effects of repetitive peripheral magnetic stimulation on shoulder subluxations caused by stroke : a preliminary study. *Neuromodulation*, **23** : 847-851, 2020.

16) Ada L, et al : Lap-tray and triangular sling are no more effective than a hemi-sling in preventing shoulder subluxation in those at risk early after stroke : a randomized trial. *Eur J Phys Rehabil Med*, **53** : 41-48, 2017.

17) van Bladel A, et al : A randomized controlled trial on the immediate and long-term effects of arm slings on shoulder subluxation in stroke patients. *Eur J Phys Rehabil Med*, **53** : 400-409, 2017.

18) Hesse S, et al : A new orthosis for subluxed, flaccid shoulder after stroke facilitates gait symmetry : a preliminary study. *J Rehabil Med*, **45** : 623-629, 2013.

19) Kim MG, et al : Elastic dynamic sling on subluxation of hemiplegic shoulder in patients with subacute stroke : a multicenter randomized controlled trial. *Int J Environ Res Public Health*, **19** : 9975, 2022.

20) Cui Y, et al : Advances in the clinical application of orthotic devices for stroke and spinal cord injury since 2013. *Front Neurol*, **14** : 1108320, 2023.

特集／肩関節障害に対する機能評価からの治療戦略

リバース型人工肩関節置換術のリハビリテーション

間中智哉[*1]　小倉亜弥子[*2]

Abstract　リバース型人工肩関節置換術のリハビリテーションにおいては，三角筋と肩甲骨機能が注目される．三角筋の緊張は術後の自動挙上とインプラントの安定性に重要であり，適切な三角筋の緊張は術後機能に寄与する．また，肩甲骨の可動性は術後の可動域を促進し，合併症のリスクを低減する．術前リハビリテーションでは，三角筋や肩甲骨周囲筋の柔軟性の維持・改善を行うことが望ましく，術後リハビリテーションでは，三角筋の適切な緊張を確保し，肩甲骨機能を向上させることが重要である．リハビリテーション時の注意点として，肩峰骨折や scapular notching などの合併症に留意しながら患者の個別の状態に応じた段階的なアプローチを行う必要がある．

Key words　リバース型人工肩関節置換術(reverse shoulder arthroplasty)，三角筋(deltoid)，肩甲骨機能(scapular function)

はじめに

リバース型人工肩関節置換術(以下，RSA)は Paul Grammont により開発された画期的なデザインが原型となっている．Grammont 型 RSA(**図1-a**)のデザインの原則は，①肩甲骨関節窩に半球のインプラントを設置して回転中心を内方化させることにより，関節窩への剪断力を軽減，②上腕骨頚体角を正常肩の 135°から 155°に増加させ，上腕骨を下方に移動させることにより，三角筋のレバーアームの増大と三角筋の再緊張を獲得，③半拘束型インプラントを用いることによる安定性の増大から構成されている[1]．RSA は，腱板断裂末期で高度機能障害を認める腱板断裂性関節症や広範囲腱板断裂に対する有効な治療手段となっており，上腕骨近位端骨折，変形性肩関節症，陳旧性肩関節脱臼などに適応は拡大されてきている．

Grammont 型 RSA は良好な長期成績が報告されているが，脱臼，内外旋可動域の制限，肩の輪郭消失，scapular notching などの欠点が指摘されている[2]．近年，これらの問題点を解決するべく，次世代の RSA デザインとして，関節窩側，上腕骨側，もしくはその両方を外方化(lateralization)したインプラントが導入されてきている(**図1-b**)．一方，外方化の問題点として，三角筋のレバーアームの低下に伴う外転に必要な筋力の増加[3]，関節窩への剪断力の上昇[4]，肩峰骨折・肩甲棘骨折の発生率増加[5]，overstuffing などが指摘されており，最適な外方化に関しては議論の余地がある．

RSA のリハビリテーションで注目するべき部位

1．三角筋

RSA はインプラントの挿入により上肢は延長され，肩甲上腕関節の回転中心を内下方へ移動させることで三角筋の緊張とレバーアームを増大さ

[*1] Tomoya MANAKA，〒 545-8585　大阪府大阪市阿倍野区旭町 1-4-3　大阪公立大学大学院医学研究科整形外科，講師
[*2] Ayako OGURA，伊藤クリニック・大阪ショルダーセンターリハビリテーション科，理学療法士

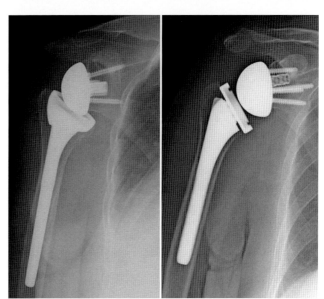

図 1.
RSA のデザイン
　a：Grammont 型 RSA
　b：外方化 RSA

せ，それを力源として肩の挙上が可能となる[6]．三角筋の術前後の状態は，RSA 術後成績に影響を与える主要要因であり[3]，緊張した三角筋は RSA 術後の自動挙上およびインプラントの安定に必須の安定した支点を与える[7]とされる．術後の三角筋緊張において，低緊張であればインプラントの不安定性や挙上困難[7]が，過緊張となれば筋性疼痛や肩峰骨折[8]の原因となる可能性があり，適切な三角筋の緊張は RSA 術後機能に重要[9]である．また，棘下筋や小円筋が萎縮あるいは欠損している症例に RSA を施行した場合，三角筋後部線維が外旋機能を補助する[10]とされており，三角筋のトレーニングは重要である．

2．肩甲骨機能

RSA 術後，自動挙上時に健常肩よりも肩甲骨後傾が増大[11]し，さらに自動外転運動における肩甲上腕リズムは健常肩の 2：1 に対し 1.3：1 となるとされており[12]，RSA 術後に良好な可動域を得るために肩甲骨の可動性は重要である．また，後に述べる術後合併症の発生率を低下させるためにも，肩甲骨機能は重要である．

RSA のリハビリテーションの実際

1．術前リハビリテーション

当院では術前に積極的な介入は行っていないが，術後の機能回復を円滑に進めるためには三角筋，肩甲骨周囲筋の柔軟性の維持・改善を行うことが望ましい．骨折などで固定が必要な場合を除いては，疼痛のない範囲で通常通りの患肢の使用を許可する．

2．術後リハビリテーション

当院での術後リハビリテーションプロトコルを図 2 に示す．術後 2 週間はアームスリングを装着し，肩甲上腕関節(GH)はリハビリテーション施行中のみ他動運動を制限範囲内で行い，安静を保つ．前述したように肩甲骨の可動性は重要となるため，肩甲胸郭関節(ST)はこの時期から積極的に他動運動や自主トレーニング(図 3-a)において自動運動を行う．また，胸郭の柔軟性を維持するため，図 3-b のように体幹回旋運動も行うように指導する．装具除去後は，早期 GH の回旋運動を積極的に行わないが，自動運動や ADL 上での使用を許可する．この際，三角筋の過負荷に注意し，人工関節に過剰な負荷がかからないように一定の荷重制限を置く．

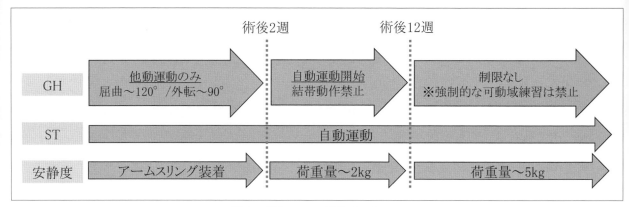

図 2. 当院の RSA 術後プロトコル

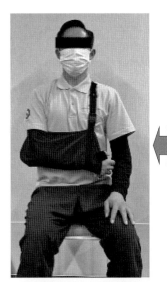 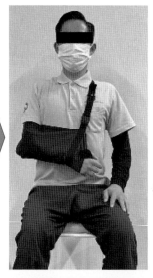 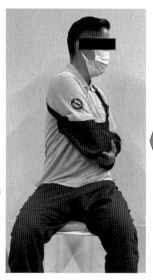 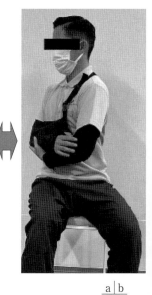

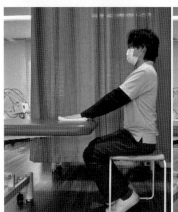 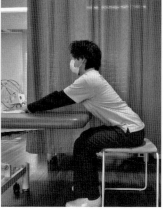

図 3.
自主トレーニング
- a：肩甲骨運動：肩甲骨を挙上＋内転させた後で脱力することで僧帽筋の柔軟性改善を図る．
- b：体幹回旋運動：上半身全体を左右交互にゆっくりと回旋させることで前胸部・肩甲骨周囲の柔軟性低下を予防する．
- c：テーブルサンディング：滑りやすいようにタオル等を使用し，肘伸展位のまま体幹を前傾させることで手の位置を前進させる．その際，視線は前方に向け，胸椎伸展＋肩甲骨後傾となるようにする．

　RSA 術後は三角筋機能により自動挙上が可能となるが，術前に長期間挙上困難を呈していた症例等では三角筋の筋力低下や肩すくめ(shrug)現象の習慣化によりスムーズに自動挙上を行えない場合がある．そのような症例に対して挙上練習を行わせることは shrug 現象を助長するため好ましくなく，まず，**図3-c** のようなテーブルサンディング運動を行い，上肢の重量をテーブルなどで除した状態で ST の動きを伴わせながら GH の屈曲運動を行うなど，段階的に進めている．また，三角

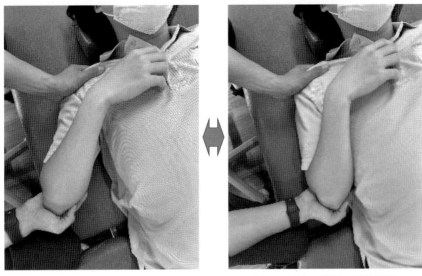

図 4. 三角筋の過緊張に対するアプローチの一例 —収縮・伸張の反復運動—
セラピストが GH を外転させ, それと同時に患者は追従させる程度に軽く力を入れる.
反対に内転させる際には脱力を促す.

筋の過緊張から起こる収縮時痛や伸張痛を訴える症例に対しては, セラピストが GH 外転を約 0°〜30°の範囲で介助下に繰り返し動かしながら三角筋の収縮・伸張を促す(図4). そのほか, マッサージなどを行うことで緊張緩和を測る.

RSA 術後は GH の回旋機能の改善が乏しいケースが多いが, ADL 上では殿部清拭で必要とされる結帯動作や洗髪で必要とされる結髪動作において回旋機能が求められる. 結帯動作は RSA が 2014 年に本邦に導入された当初より脱臼肢位とされていたため, 当院ではプロトコルにあるように術後 12 週間は禁止とし, その後も積極的な可動域練習は行わず自動で動かせる範囲に留め, 肩甲骨の可動性を向上させることで改善を図っていた. 実際, 結帯動作を自動で行ったことにより脱臼した症例に我々は遭遇したことはないが, ほとんどの症例で術前よりも結帯動作が困難となっている. よって, 当院では利き手側に RSA を施行する症例に対しては入院中に殿部清拭を ① 非利き手で行う, ② 前方より清拭を行う, ③ ウォシュレットの使用を必要に応じて指導することとしている. また, 結髪動作に必要な外旋機能についても, 結帯動作ほどではないが術前よりも低下する傾向がある. 山口らは Grammont 型 RSA に比べると外方化 RSA の方が, 回転中心が外方化されることで残存腱板の緊張が高まり自動外旋可動域が大きくなるが, 筋力の改善は不十分であることを報告しており[13], 当院では術前から外旋機能の低下を認める症例に対しては, 必要に応じて L'Episcopo 法を併用して外旋機能の改善を図る. また術後リハビリテーションにおいては三角筋後部線維の外旋機能を利用して外旋の自動運動を除重力位から抗重力位へと段階的に進めていく.

術後リハビリテーションにおける注意点・リスク

1. 肩峰骨折・肩甲棘骨折

RSA 後の肩峰骨折(図5)の発生率は 3.7% と稀な合併症ではなく, 術後平均 10 か月で発生し, 術後早期から発生し得る合併症である[14]. 前述したように術後に三角筋は延長されるが, 延長されたことによって緊張が高まるだけではなく, ADL などでの使用により徐々に過緊張が生じ, 筋性疼痛や肩峰骨折を呈することもあるため, リハビリテーションを遂行する中で緊張の変化に留意して

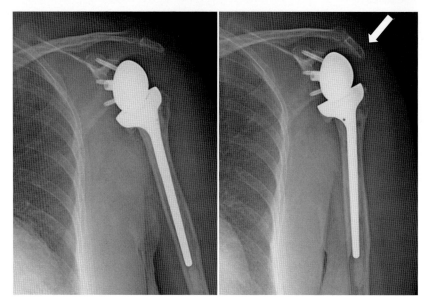

図 5. 肩峰骨折　　　　　　　　　　　　　　　　　a｜b
a：RSA 術直後の単純 X 線
b：RSA 術後 3 か月の単純 X 線：肩峰の下方への転位を認める(⇒).

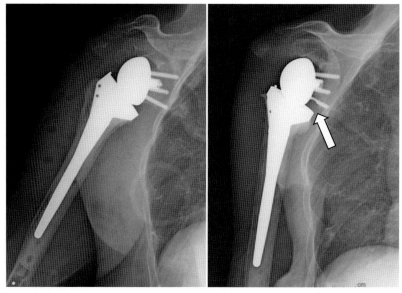

図 6. Scapular notching　　　　　　　　　　　　　a｜b
a：RSA 術直後の単純 X 線
b：RSA 術後 2 年の単純 X 線：肩甲骨下方の骨欠損を認め，screw の折損も認める(⇒).

緊張緩和のアプローチを行う必要がある．

2．Scapular notching

Scapular notching(**図 6**)とは，肩甲骨頚部と上腕骨インプラント内側のインピンジメントにより生じる骨欠損であり，肩甲骨窩側のコンポーネントの緩みや臨床成績の低下の要因となる．Gregory らのレビューによると，発生率は 44〜96％，発生時期は術後 1.5〜14 か月であった[15]．構造上，外方化 RSA よりも Grammont 型 RSA で生じやすい．上腕骨内転の強制や，自動挙上の際に shrug

現象が生じることによる肩甲骨の過剰な上方回旋を繰り返すことでインピンジメントしやすくなる．前田ら[16]は術後の肩甲骨機能により notching の発生を防ぐことができる可能性を述べており，肩甲上腕リズムを意識した挙上運動が行えるようアプローチする必要がある．

まとめ

RSA のリハビリテーションでは三角筋の適切な緊張を確保し，肩甲骨機能を向上させることが重要である．術前の機能障害が著しい症例も多く，合併症に留意しながら患者の個別の状態に応じた段階的なアプローチを行う必要がある．

文献

1) Bauer S, et al：Lateralization in Reverse Shoulder Arthroplasty. *J Clin Med*, **10**：5380, 2021.
   Summary RSA において，外方化のメリットとデメリットを述べている．

2) Boileau P, et al：Grammont reverse prosthesis：Design, rationale, and biomechanics. *J Shoulder Elbow Surg*, **14**(1 Suppl S)：147S-161S, 2005.

3) Giles JW, et al：Implant Design Variations in Reverse Total Shoulder Arthroplasty Influence the Required Deltoid Force and Resultant Joint Load. *Clin Orthop Relat Res*, **473**(11)：3615-3626, 2015.

4) Haman M, et al：Initial glenoid component fixation in "reverse" total shoulder arthroplasty：a biomechanical evaluation. *J Shoulder Elbow Surg*, **14**(1 Suppl S)：162S-167S, 2005.

5) Haidamous G, et al：The risk of postoperative scapular spine fracture following reverse shoulder arthroplasty is increased with an onlay humeral stem. *J Shoulder Elbow Surg*, **29**(12)：2556-2563, 2020.

6) 水野直子：Pseudoparalysis の腱板断裂性関節症に対するリバース型人工肩関節置換術．整形・災害外科，**57**(5)：541-549, 2014.

7) Boileau P, et al：The Grammont reverse shoulder prosthesis：results in cuff tear arthritis, fracture sequelae, and revision arthroplasty. *J Shoulder Elbow Surg*, **15**(5)：527-540, 2006.

8) Hatta T, et al：Quantified Mechanical Properties of the Deltoid Muscle Using the Shear Wave Elastography：Potential Implications for Reverse Shoulder Arthroplasty. *PLoS One*, **11**(5)：e0155102, 2016.
   Summary Shear Wave Elastography を用いて三角筋の延長量と筋硬度の増加量を評価している．

9) Fischer C, et al：Dynamic contrast-enhanced ultrasound and elastography assess deltoid muscle integrity after reverse shoulder arthroplasty. *J Shoulder Elbow Surg*, **26**(1)：108-117, 2016.

10) Hamilton MA, et al：Effect of reverse shoulder design philosophy on muscle moment arms. *J Orthop Res*, **33**(4)：605-613, 2015.

11) Reina M, et al：Scapulohumeral rhythm in shoulders with reverse shoulder arthroplasty measured with a new portable three-dimensional scapular kinematics assessment system. *J Shoulder Elbow Surg*, **32**(4)：729-737, 2023.

12) Walker D, et al：Scapulohumeral rhythm in shoulders with reverse shoulder arthroplasty. *J Shoulder Elbow Surg*, **24**(7)：1129-1135, 2015.
    Summary RSA 後の肩甲骨機能の重要性を報告している．

13) 山口哲也ほか：On-lay 型リバース型人工肩関節置換術後の外旋筋力評価．肩関節，**44**(2)：434-437, 2020.

14) Cho CH, et al：Incidence and risk factors of acromial fracture following reverse total shoulder arthroplasty. *J Shoulder Elbow Surg*, **30**：57-64, 2021.

15) Gregory P, et al：Scapular notching recognition and strategies to minimize clinical impact. *Clin Orthop Relat Res*, **469**：2521-2530, 2011.

16) 前田卓哉ほか：リバース型人工肩関節置換術後の肩甲骨上方回旋角度増加が scapular notching の発生要因となる．肩関節，**45**(1)：143-148, 2021.

FAXによる注文・住所変更届け

改定：2024年1月

　毎度ご購読いただきましてありがとうございます．
　読者の皆様方に弊社の本をより確実にお届けさせていただくために，FAXでのご注文・住所変更届けを受けつけております．この機会に是非ご利用ください．

◇ご利用方法
　FAX専用注文書・住所変更届けは，そのまま切り離してFAX用紙としてご利用ください．また，注文の場合手続き終了後，ご購入商品と郵便振替用紙を同封してお送りいたします．**代金が税込5,000円をこえる場合，代金引換便とさせて頂きます．**その他，申し込み・変更届けの方法は電話，郵便はがきも同様です．

◇代金引換について
　代金が税込5,000円をこえる場合，代金引換とさせて頂きます．配達員が商品をお届けした際に，現金またはクレジットカード・デビットカードにて代金を配達員にお支払い下さい(本の代金＋消費税＋送料)．(※年間定期購読と同時に5,000円をこえるご注文を頂いた場合は代金引換とはなりません．郵便振替用紙を同封して発送いたします．代金後払いという形になります．送料は，定期購読を含むご注文の場合は弊社が負担します)

◇年間定期購読のお申し込みについて
　年間定期購読は，1年分を前金で頂いておりますため，代金引換とはなりません．郵便振替用紙を本と同封または別送いたします．送料弊社負担，また何月号からでもお申込み頂けます．
　毎年末，次年度定期購読のご案内をお送りいたしますので，定期購読更新のお手間が非常に少なく済みます．

◇住所変更届けについて
　年間購読をお申し込みされております方は，その期間中お届け先が変更します際，必ずご連絡下さいますようよろしくお願い致します．

◇取消，変更について
　取消，変更につきましては，お早めにFAX，お電話でお知らせ下さい．
　返品は，原則として受けつけておりませんが，返品の場合の郵送料はお客様負担とさせていただきます．その際は必ず弊社へご連絡ください．

◇ご送本について
　ご送本につきましては，ご注文がありましてから約1週間前後とみていただきたいと思います．

◇個人情報の利用目的
　お客様から収集させていただいた個人情報，ご注文情報は本サービスを提供する目的(本の発送，ご注文内容の確認，問い合わせに対しての回答等)以外には利用することはございません．

　その他，ご不明な点は弊社までご連絡ください．

株式会社　全日本病院出版会　　〒113-0033 東京都文京区本郷3-16-4-7F
電話03(5689)5989　FAX03(5689)8030　郵便振替口座 00160-9-58753

FAX 専用注文書 リハ2409

年　　月　　日

Monthly Book Medical Rehabilitation

○印		定価(消費税込み)	冊数
	2024年　　月～12月定期購読（送料弊社負担）		
	MB Med Reha No.300　膝スポーツ障害・外傷のリハビリテーション診療実践マニュアル　増大号	4,400 円	
	MB Med Reha No.293　リハビリテーション医療の現場で役立つくすりの知識　増大号	4,400 円	
	MB Med Reha No.289　リハビリテーション診療に必要な動作解析　増刊号	5,500 円	
	MB Med Reha No.280　運動器の新しい治療法とリハビリテーション診療　増大号	4,400 円	
	MB Med Reha No.276　回復期リハビリテーション病棟における疾患・障害管理のコツ Q&A —困ること，対処法—　増刊号	5,500 円	
	MB Med Reha No.269　種目別スポーツ　リハビリテーション診療—医師の考え方・セラピストのアプローチ—　増大号	4,400 円	
	バックナンバー（号数と冊数をご記入ください）		

Monthly Book Orthopaedics

○印		定価(消費税込み)	冊数
	2024年　　月～12月定期購読（送料弊社負担）		
	MB Orthopaedics Vol.37 No.5　医師とセラピストをつなぐスポーツエコー活用 web動画付　増大号	6,270 円	
	MB Orthopaedics Vol.36 No.10　整形外科外来 Red Flags 2023　増刊号	6,600 円	
	バックナンバー（巻数号数と冊数をご記入ください　例：36-12 など）		

書籍

○印	書籍	定価(消費税込み)	冊数
	運動器臨床解剖学—チーム秋田の「メゾ解剖学」基本講座—改訂第2版	6,490 円	
	輝生会がおくる！リハビリテーションチーム研修テキスト—チームアプローチの真髄を理解する—	3,850 円	
	四季を楽しむ　ビジュアル嚥下食レシピ	3,960 円	
	優投生塾　投球障害攻略マスターガイド【Web動画付き】	7,480 円	
	足の総合病院・下北沢病院がおくる！ポケット判 主訴から引く足のプライマリケアマニュアル	6,380 円	
	外傷エコー診療のすすめ【Web動画付】	8,800 円	
	明日の足診療シリーズⅣ　足の外傷・絞扼性神経障害、糖尿病足の診かた	8,690 円	
	明日の足診療シリーズⅢ　足のスポーツ外傷・障害の診かた	9,350 円	
	明日の足診療シリーズⅡ　足の腫瘍性病変・小児疾患の診かた	9,900 円	
	明日の足診療シリーズⅠ　足の変性疾患・後天性変形の診かた	9,350 円	
	足関節ねんざ症候群—足くびのねんざを正しく理解する書—	6,050 円	
	睡眠環境学入門	3,850 円	
	健康・医療・福祉のための睡眠検定ハンドブック up to date	4,950 円	
	小児の睡眠呼吸障害マニュアル第2版	7,920 円	

お名前　フリガナ　　　　　　　　　　　　　㊞　　診療科

ご送付先　〒　－　　□自宅　□お勤め先

電話番号　　　　　　　　　　　□自宅　□お勤め先

バックナンバー・書籍合計 5,000円以上のご注文は代金引換発送になります

—お問い合わせ先—
㈱全日本病院出版会営業部
電話　03(5689)5989
FAX　03(5689)8030

FAX 03-5689-8030
全日本病院出版会行

年　月　日

住所変更届け

お名前	フリガナ	
お客様番号		毎回お送りしています封筒のお名前の右上に印字されております8ケタの番号をご記入下さい。
新お届け先	〒　　　　都道府県	
新電話番号	（　　　）	
変更日付	年　月　日より	月号より
旧お届け先	〒	

※ 年間購読を注文されております雑誌・書籍名に✓を付けて下さい。

- ☐ Monthly Book Orthopaedics（月刊誌）
- ☐ Monthly Book Derma.（月刊誌）
- ☐ Monthly Book Medical Rehabilitation（月刊誌）
- ☐ Monthly Book ENTONI（月刊誌）
- ☐ PEPARS（月刊誌）
- ☐ Monthly Book OCULISTA（月刊誌）

FAX 03-5689-8030
全日本病院出版会行

MEDICAL REHABILITATION バックナンバー一覧

2021 年

- **No. 262** 超実践！心臓リハビリテーション治療
  —初心者からエキスパートまで—
  編集／青柳陽一郎
- **No. 263** 障害児の移動能力を考える
  編集／小﨑慶介
- **No. 264** 脳血管障害の診断・治療の進歩とリハビリテーション診療
  編集／藤原俊之
- **No. 265** 病識低下に対するリハビリテーションアプローチ
  編集／渡邉 修
- **No. 266** 胸部外科手術の進歩と術前術後のリハビリテーション診療
  編集／小山照幸
- **No. 267** 実践！在宅摂食嚥下リハビリテーション診療 〈増刊号〉
  編集／菊谷 武（増刊号／5,500円）
- **No. 268** コロナ禍での生活期リハビリテーション—経験と学び—
  編集／宮田昌司・岡野英樹
- **No. 269** 種目別スポーツ リハビリテーション診療
  —医師の考え方・セラピストのアプローチ— 〈増大号〉
  編集／池田 浩（増大号／4,400円）

2022 年

- **No. 270** 「骨」から考えるリハビリテーション診療
  —骨粗鬆症・脆弱性骨折—
  編集／萩野 浩
- **No. 271** リハビリテーション現場で知っておきたい高齢者の皮膚トラブル対応の知識
  編集／紺家千津子
- **No. 272** 大規模災害下でのリハビリテーション支援を考える
  編集／冨岡正雄
- **No. 273** 認知症の人の生活を考える—患者・家族のQOLのために—
  編集／繁田雅弘・竹原 敦
- **No. 274** 超高齢社会に備えたサルコペニア・フレイル対策
  —2025年を目前として—
  編集／近藤和泉
- **No. 275** 女性とウィメンズヘルスとリハビリテーション医療
  編集／浅見豊子
- **No. 276** 回復期リハビリテーション病棟における疾患・障害管理のコツ Q&A—困ること，対処法— 〈増刊号〉
  編集／岡本隆嗣（増刊号／5,500円）
- **No. 277** AYA世代のがん患者へのリハビリテーション医療
  編集／辻 哲也
- **No. 278** リハビリテーション診療に使えるICT活用術
  —これからリハビリテーション診療はこう変わる！—
  編集／藤原俊之
- **No. 279** 必須！在宅摂食嚥下リハビリテーションの知識
  編集／福村直毅
- **No. 280** 運動器の新しい治療法とリハビリテーション診療 〈増大号〉
  編集／平泉 裕（増大号／4,400円）
- **No. 281** 訪問リハビリテーションで使える困ったときの対処法
  編集／和田真一
- **No. 282** 脳血管障害の片麻痺患者へのリハビリテーション治療マニュアル
  編集／安保雅博

2023 年

- **No. 283** 骨脆弱性とリハビリテーション診療
  —脆弱性骨折からがんの転移まで—
  編集／宮腰尚久
- **No. 284** 最期まで家で過ごしたい—在宅終末期がん治療・ケアにおいてリハビリテーション医療ができること—
  編集／大森まいこ
- **No. 285** 脳心血管病 予防と治療戦略
  編集／上月正博
- **No. 286** 在宅でみる呼吸器疾患のリハビリテーション診療
  編集／海老原 覚
- **No. 287** 高次脳機能障害と向き合う—子どもから高齢者まで—
  編集／橋本圭司
- **No. 288** 関節リウマチのリハビリテーション診療 update
  編集／松下 功
- **No. 289** リハビリテーション診療に必要な動作解析 〈増刊号〉
  編集／宮野佐年（増刊号／5,500円）
- **No. 290** コロナ禍の経験から得た感染症対策
  編集／宮越浩一
- **No. 291** 嚥下内視鏡検査（VE）治療・訓練に役立つTips
  —担当分野ごとのポイントを把握しよう！—
  編集／太田喜久夫
- **No. 292** 知っておくべき！治療用装具・更生用補装具の知識の整理
  編集／菊地尚久
- **No. 293** リハビリテーション医療の現場で役立つくすりの知識 〈増大号〉
  編集／倉田なおみ（増大号／4,400円）
- **No. 294** 腎臓疾患・透析患者のリハビリテーション診療
  編集／武居光雄
- **No. 295** ここまでやろう！大腿骨近位部骨折の包括的リハビリテーション
  編集／尾﨑まり

2024 年

- **No. 296** 知らなかったでは済まされない！ドレーン・カテーテル・チューブ管理の基本と注意点
  編集／菅原英和
- **No. 297** リハビリテーション医療の現場で知っておきたい精神科関連の実践的知識
  編集／井上真一郎
- **No. 298** ここがポイント！半側空間無視のリハビリテーション診療
  編集／水野勝広
- **No. 299** リハビリテーションチームで支える神経難病診療
  編集／植木美乃
- **No. 300** 膝スポーツ障害・外傷のリハビリテーション診療実践マニュアル 〈増大号〉
  編集／津田英一（増大号／4,400円）
- **No. 301** リハビリテーション診療において必要な書類の知識
  編集／高岡 徹
- **No. 302** がんロコモ—がん患者の運動器管理とリハビリテーション診療—
  編集／酒井良忠
- **No. 303** 咀嚼・嚥下機能の評価とトラブルシューティング
  —窒息・誤嚥性肺炎の危機管理—
  編集／柴田斉子

各号定価 2,750円（本体 2,500円＋税）．（増刊・増大号を除く）
在庫僅少品もございます．品切の場合はご容赦ください．
（2024年8月現在）

掲載されていないバックナンバーにつきましては，弊社ホームページ（www.zenniti.com）をご覧下さい．

2024年 年間購読 受付中！
年間購読料 40,150円（消費税込）（送料弊社負担）
（通常号11冊＋増大号1冊＋増刊号1冊：合計13冊）

全日本病院出版会 　検索 click

次号予告

**在宅における
リハビリテーション診療マニュアル**

No.305（2024年10月増刊号）

編集／昭和大学教授　　　　　　　　　　川手信行
　　　医療法人社団輝生会理事長　　　　水間正澄

在宅リハビリテーション総論

生活期リハビリテーション医療の概要
　……………………………川手　信行
生活期リハビリテーションの医療体制，
　進め方（多職種チーム）………井口　紘輔ほか
在宅生活がうまくいくために，私たちは地域で
　どうリハビリテーションマネジメントすれば
　いいのか？……………………和田　真一
在宅におけるコミュニケーション障害
　……………………………森田　秋子
在宅における摂食嚥下リハビリテーション
　……………………………山本　徹ほか
排尿・排便障害………………乃美　昌司ほか
在宅での筋痙縮への対応やリハビリテーション
　治療の実際……………………杉山みづきほか
義肢・装具……………………久米　亮一

日常生活用具―作業療法の視点―
　……………………………林　　正春
栄養管理………………………藤原　　大
感染対策………………………宮越　浩一

在宅リハビリテーション各論

脳血管疾患……………………勝谷　将史
運動器疾患……………………平泉　　裕
脊椎・脊髄疾患………………三上　靖夫
神経・筋疾患…………………石垣　泰則
小　児…………………………荒井　　洋
在宅心臓リハビリテーション…礒　　良崇
呼吸器…………………………海老原　覚
認知症のリハビリテーション…平原佐斗司
高次脳機能障害………………橋本　圭司
が　ん…………………………大森まいこ
フレイル・サルコペニア・ロコモ
　……………………………永井　隆士ほか
高齢者，障害者の高齢化対策…菊地　尚久

編集主幹：宮野佐年　医療法人財団健貢会総合東京病院
　　　　　　　　　　リハビリテーション科センター長
　　　　　水間正澄　医療法人社団輝生会理事長
　　　　　　　　　　昭和大学名誉教授
　　　　　小林一成　医療法人財団慈生会野村病院顧問

No.304　編集：
　西中直也　昭和大学教授

Monthly Book Medical Rehabilitation　No.304

2024年9月15日発行（毎月1回15日発行）
　　定価は表紙に表示してあります．
　　　　　　Printed in Japan

発行者　　末　定　広　光
発行所　　株式会社　全日本病院出版会
　〒113-0033　東京都文京区本郷3丁目16番4号7階
　　　　電話　（03）5689-5989　Fax （03）5689-8030
　　　　郵便振替口座 00160-9-58753

Ⓒ ZEN・NIHONBYOIN・SHUPPANKAI, 2024

印刷・製本　三報社印刷株式会社　　電話　（03）3637-0005
広告取扱店　株式会社文京メディカル　電話　（03）3817-8036

- 本誌に掲載する著作物の複製権・翻訳権・上映権・譲渡権・公衆送信権（送信可能化権を含む）は株式会社
　全日本病院出版会が保有します．
- JCOPY ＜(社)出版者著作権管理機構　委託出版物＞
　本誌の無断複写は著作権法上での例外を除き禁じられています．複写される場合は，そのつど事前に，(社)出版
　者著作権管理機構（電話 03-5244-5088, FAX 03-5244-5089, e-mail: info@jcopy.or.jp）の許諾を得てください．
- 本誌をスキャン，デジタルデータ化することは複製に当たり，著作権法上の例外を除き違法です．代行業者等
　の第三者に依頼して同行為をすることも認められておりません．